中医药和世界

徐建光　总主编

中医药国际化研究

宋欣阳　杨宇洋　主编

上海科学技术出版社

图书在版编目（CIP）数据

中医药国际化研究 / 杨宇洋，宋欣阳主编. -- 上海：上海科学技术出版社，2023.1
（中医药和世界 / 徐建光总主编）
ISBN 978-7-5478-6022-9

Ⅰ. ①中… Ⅱ. ①杨… ②宋… Ⅲ. ①中国医药学－国际化－研究 Ⅳ. ①R2

中国版本图书馆CIP数据核字(2022)第229868号

中医药国际化研究
宋欣阳　杨宇洋　主编

上海世纪出版(集团)有限公司
上 海 科 学 技 术 出 版 社　出版、发行
(上海市闵行区号景路 159 弄 A 座 9F－10F)
邮政编码 201101　www.sstp.cn
上海颛辉印刷厂有限公司印刷
开本 787×1092　1/16　印张 12.75
字数 230 千字
2023 年 1 月第 1 版　2023 年 1 月第 1 次印刷
ISBN 978－7－5478－6022－9/R・2674
定价：158.00 元

内容提要

中医药学是中华民族的伟大创造，是中国古代科学的瑰宝，也是打开中华文明宝库的钥匙，为中华民族繁衍生息做出了巨大贡献，对世界文明进步产生了积极影响。本书为“中医药和世界”丛书之一。丛书对中医药在海外的发展进行了系统和细致的介绍，收集了大量一手资料，为读者了解海外中医药发展提供了翔实的基础。同时，丛书指出中医药海外发展面临的问题并提出科学的策略和建议，兼具文献价值和实践价值。

中医药的国际化发展已进入快车道，需要文化、立法、国别等相关研究为其保驾护航。本书围绕中医药国际化研究展开，分为中医药文化传播、中医药海外交流、中医药海外立法、中医药特色治疗和中草药海外种植五章，以参考和收集一手资料为主，多以国内外法规政策文件，各国政府、国际组织年度或专题报告，官方网站数据及国内外专家学者的论文或著作为材料来源。本书重点在于对中医药国际化发展现状进行解读，并提出相应的建议措施；对中医药文化的“一带一路”国际化发展机遇与前景进行分析，并为中医药在海外国家的发展提供思路和方法。

本书可供中医药政策研究者、政府工作人员、中医临床与科研工作者、中医院校师生参考阅读。

编委会名单

丛书前言

人类历史是一幅不同文明相互交流、互鉴、融合的宏伟画卷。世界传统医药是人类文明的重要组成部分，其中，中医药是打开中华文明宝库的钥匙，自古以来，便在世界文明交流中扮演着重要的角色。到了近现代，中医药和世界的联系日趋紧密，在促进文明互鉴、维护人类健康中发挥着重要作用。比如青蒿素为全球疟疾防治、消除“健康鸿沟”、挽救生命，做出了重要贡献。又如，新型冠状病毒肺炎疫情肆虐之际，中医药与国际社会共享诊疗方案，参与全球疫情防控，得到各国人民的高度认同。

中医药和世界是一个久远又日新的话题，有好多的故事可以讲，有许多的内容可以深入地研究。因此，我们编撰了“中医药和世界”丛书，这是一套开放和多元的丛书。丛书探讨的题材非常广泛，涉及中医药国别研究，世界传统医学研究，中医药的教育、医疗、标准、文化、产业、管理等研究。丛书运用了多学科内容和多元研究方法，涵盖中医学、历史学、国际关系学、传播学、管理学等多个学科，研究方法包括文献研究法、比较分析法、跨学科研究法、问卷调查法等。跨学科和多种研究方法的应用，为丛书提供了丰富的内容，也为丛书延展预留了空间。丛书深入探讨的中医药多元价值，不局限于健康价值，还具有文化价值、经济价值、外交价值、生态价值等。丛书的编著者不限国籍、民族、专业、年龄，来自希腊、新加坡、美国、日本等国家的同仁共同参与编撰，从不同视角阐释着中医药和世界的精彩互动。

青山不老，日月如梭。数千年来，中医药的发展浇灌着世界文明，世界文明也因中医药的绚丽身姿而更加夺目。“中医药和世界”丛书回顾历史、感受当下，交融文明、碰触未来，通过百家争鸣和全球碰撞，将中医药的价值跃然纸面，以飨读者，以倡文明。

编　者

2022 年 6 月

目录

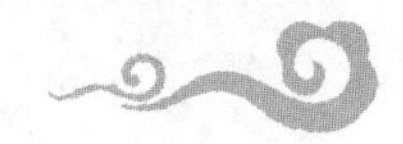

第一章 中医药文化传播

依托“软力量”促进中医药文化自信建设与海外传播

刘　祎　杨弘光　宋欣阳

随着文化创意产业等第三产业在社会生产中扮演越来越重要的角色，以文化为主要驱动力的软力量目前已成为世界各国争夺话语权的重要手段，受到越来越多的关注。“软力量”理论从其诞生之日起，就逐渐成为美国官方意识形态的重要组成部分。它已被广泛应用于美国的内外政策中，在国际社会引起了巨大反响。“软力量”理论是对西方传统实力思想的拓展和深化，这种以文化为主导的软力量不仅是一个国家政策的背景，而且是一种权力，或者一种实力，可以影响其他国家的行为[1]。

一、软力量的基本内涵及发展意义

（一）软力量的基本内涵

软力量(soft power)，在学术界又被译作是“软实力”“软权力”“软国力”等[1]，最早是由美国助理国防部长约瑟夫·奈提出，并成为了国家发展的一大概念与战略。根据形势的发展，他又从国际关系和国际交往层面提出和发展了“软力量”理论[2]。在约瑟夫·奈的著作中，他多次对软力量的内涵进行了阐述，例如，软力量是“通过吸引而非强迫或收买的手段来达已所愿的能力”“一种能够影响他人喜好的能力”等[3]。通俗地讲，软力量可以视作非暴力、非财富等强迫或诱惑手段使得软力量输出方A获得控制接收方B的能力，也就是一国使他国按照自己意图行事的能力。而这一种手段的获得从国家层面而言，是与文化及意识形态的认同感直接相关的，即一国通过文化、价值观和外交理念的吸引力影响他国。

（二）文化因素是软力量的主要驱动力

早在1993年，王沪宁就将软力量(其译作“软权力”)称作“作为国家实力的文化”[4]，并把“软力量”的概念引进国内学术界，引起了广泛的讨论，由此这一概念在我国各界广为人知。他认为，软力量可以影响他国行为的作用来自其扩散性，其驱动力主要是文化因素，并要求其具有一定的历史和文化背景；它的发展与壮大也是一个循序渐进的过程。“软权力”会随着文化广泛传播而不断增强。因此有学者提出，软实力一般要经过四个阶段才能体现其效果：发现、认知、理解、共鸣[5]。即软力量的获得必然经过由对立到中立而最终转向认同的过程，笔者尝试在软力量的输出方 A 与接收方 B 之间，归纳出两者之间认同关系的变化：对立关系、中立关系、参入关系、伙伴关系，体现出软力量产生效力的循序渐进特征：B 起初处于 A 的对立立场，接触后发现从 A 处可以获得价值认同的某些或某种因素，从而产生兴趣，消除反感，并最终对 A 产生价值认同，也就是 A 获得了控制 B 的能力(图 1－1)。而软力量本身产生效力的过程，就是 B 逐步对 A 产生价值认同的过程。

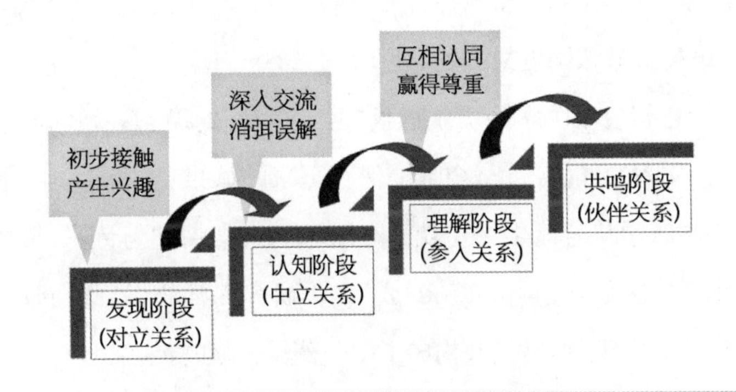

图 1－1　提升软力量的四个阶段

(三) 软力量对“文化自信”建设与文化传播的重要意义

文化软实力是国家软实力的核心要素，作为综合国力的重要组成部分，日益受到人们的重视，也越来越引起学界和社会的广泛关注[1]。文化因素在国际关系中也是一种新的趋势，其中最主要的表现形式就是文化战略，即文化扩张，而这种文化扩张战略的动力就来源于一个国家以价值观认同为重点的软权力的建构——而实现价值观的认同，就需要一个民族共同体以“文化自信”为基础[6]。在我国与世界的关系日益紧密的同时，西方国家基于“文化扩张战略”的文化渗透对我国的社会制度等造成了较大的干扰，我国的“文化自信”正面临着严峻的挑战，如何在新的历史条件下加强软权力体系的构建，强化中华民族“文化自信”建设则尤为重要[7]。因此，通过中医药“文化自信”建设提升“软力量”的意义不言而喻。

二、中医药“软力量”的组成以及构建价值

(一) 中医药“软力量”的组成部分

中医作为一种传统医学,根植于中国传统文化之中,成为一种独立的文化形态。中医药形成的特有的文化形态是独具一格的中医药“软力量”的主体构成。这体现在中医学“未病先防”“以人为本”“辨证论治”“医乃仁术”等独具特色的中医思想内涵,是中医药“软力量”的核心组成。

1. *预防医学思想* 中医学讲究“不治已病治未病”的防治原则,重视疾病预防,形成了“未病先防”“欲病救萌”“既病防变”“愈后防复”的防病医学理念,并以其为指导,建立了关于人体生命养护的理论原则和经验方法的知识体系——“养生”观[8]。根据调查,“重养生、重体质、预防重于治疗(治未病)”已经成为中医药最具代表性的“软力量”组成,是中医药价值认同度最高的话题[9]。

2. *人文精神色彩* 中医学经历了近代“西学东渐”的席卷,以及强大的西方文明对中国古代科技文明的冲击,是至今唯一保存下来的硕果[10]。作为中国传统哲学的有机组成部分,中医学从其诞生之初就带有浓厚的人文精神与色彩,形成了“以人为本”为价值追求的中医哲学。它始终将“人”作为研究的核心,与此同时产生了“天人相应”“形神合一”等中医哲学思想,构成了中医药软力量的灵魂。

3. *辨证论治实质* “辨证论治”是中医基础理论的核心追求,成语“对症下药”就是对于这一核心内涵的概括,是中医药亟待发展的“软力量”组成。中医学不仅强调“辨病”,即归纳概括某一个阶段的病理属性;更强调“辨证”,即归纳概括某一个人身心状态的变化与规律。这就导致了在中医学看来,每一个人的健康与疾病产生都是不同的动态过程,需要一对一进行“辨证论治”,明确到个体来分别讨论,实现中医的个性化诊疗实质。

4. *仁爱济世胸怀* 中医学的发展离不开与中国传统哲学融为一体的医德内涵。中医学崇尚“仁爱济世”的价值追求,“医乃仁术”是医家和民间公认的一种对医德的高度总结。“仁”是儒家伦理思想中一种崇高的人格境界和价值追求,将其融入医学领域,赋予中医学除医学技术应用外的道德属性,将中医的医学宗旨与道德宗旨合二为一,即“医乃仁术”。其体现在:“仁”是“术”的前提,“术”是来实现“仁”的宗旨方式[11],在中医学领域发挥其独特内涵。

(二) 中医药“软力量”的构建价值

软力量,是一个国家海外话语权核心力量,是建立文化自信不可或缺的组成部

分。以中医药文化为主体的中医药“软力量”构建，对于中医药在国内的文化自信建设与海外的推广传播具有双重意义。

1. *促进中医药文化自信建设* 中医药是我国具有医学及文化双重属性和自主知识产权的宝贵财富，具有悠久的文化积淀与深厚的文化内涵，是中国传统文化中最具有原创力和吸引力的内容之一。中医药事业的发展，必须以大众对中医药文化的认同为基础，积极推广中医药文化。以中医药文化建设为主体的中医药“软力量”体系构建，有助于提升国民对中医药的认知程度、认同感和荣誉感，推动中医药文化自信建设，为中医药的传承创新营造良好的基础环境。

2. *推动中医药海外传播* 中医传播，文化先行。中医药海外的推广与传播离不开中医药文化的先导作用，从而实现海外人士对中医药从发现逐步过渡到认知、理解、接受的过程。中医药多种形式的诊疗技术需要中医药文化为主体的中医药“软力量”的融入，有助于海外人士更好地理解与接受中医药，提升中医药对外传播的吸引力和亲切感，实现中医药海外知名度、接受度与市场黏性的提升，是中医药文化传播与推广的最佳切入点。

三、影响中医药“软力量”构建的制约因素

当今中医药“软力量”面临在海外话语权受限且受到其他医学挑战、在国内认可度不一的内忧外患，不仅制约了中医药“文化自信”的建设，更成为中医药海外传播的痛点。

(一) 中医药海外传播受到其他传统医学挑战

中医药海外传播不仅需要针对现代医学进行话语权建构，更需要充分重视中医药话语权在传统医学中的竞争态势。目前，中医药被认定为补充替代医学(complimentary alternative medicine, CAM)中的一部分，同时面临着与其他传统与替代医学争夺传统医学领先地位的挑战。由于受历史原因的影响，西方国家对其他传统医学的认同程度更高，如冥想疗法、芳香疗法、瑜伽等。如印度传统医学，由于“6.21 国际瑜伽日”的设立，瑜伽在世界范围内的影响力与日俱增，印度传统医学也乘着“瑜伽热”的东风迅速发展，并由传统医学向政治、经济、文化、外交等方面辐射，实现了传统医学全球化发展与软力量提升的良性循环。这是由于：一方面，印度曾经作为英国的殖民地，瑜伽等印度传统医学更容易得到西方世界的深入了解和更多文化认同感；另一方面，以瑜伽为代表的印度传统医学进行了印度官方推动的国际营销，瑜伽也因而受到了国

外社会各界名流的推崇，使瑜伽的推广获得了得天独厚的优势[12]。

此外，很多国家比中国更早开展中医药文化的研究，国外甚至出现了割裂针灸、中药、中医的观点，出现淡化中医药与中国渊源的倾向，在世界传统医学话语权的争夺过程中与中医药形成了明显的竞争关系，从而给中医药软力量发展带来巨大的威胁。如日本、韩国等国对中医药的重视程度很高，与世界卫生组织（WHO）也有积极的交流，在中医穴位等国际标准制定中与我国形成明显竞争关系，《东医宝鉴》已经成功申报世界非物质文化遗产[13]。由于中医药被日、韩等国家文化割裂，日本汉方医学、韩国医学正逐步获得国际主流社会的话语权，使得中医药海外贸易受到了来源于中医药本身因素的制约。目前，我国中药企业只占世界草药市场总份额的2%左右，日本汉方企业和印度药品企业涵盖的国际市场范围远高于中国药企。印、日、韩等国家的传统医学在软力量建设的先发优势，严重制约了中医药的国际发展。

（二）国民未能对中医药产生合理认知与共识

首先是国人对中医药认知的欠缺。国人尚未对中医药文化以及中医药与现代医学的关系产生客观合理的认识，这直接制约了中医药文化软力量的潜能发挥。当前我国的中医药文化行业普遍存在着定位不明、层次不清、专业欠缺、无序发展等问题，对于中医药文化的研究仅仅停留在现象分析、个案讨论等浅层次阶段，尚未明确定义中医药文化的内涵[7]。郑晓红等通过调查研究发现，国人对于中医药文化核心价值认知程度依旧不高，总体而言，中医药价值认同度得分的均值只有32.162（满分100），88.7%的受访者仍然处于中低认知阶段，当前中国对中医药文化价值的认知不容乐观[9]，凸显了中医药文化的推广和宣传任重而道远。

其次，中医药从鸦片战争至今正面临三千年未有之变局，国人对中医学的感情色彩不仅难以达成共识，甚至出现了“两极分化”现象。一方面，由于中医的思维方法与现代医学的差异性在西学东渐的浪潮中难以有机融合，中医药在国内也受到一定质疑，如一些人对中医是否“科学”的质疑层出不穷，认为中医是“伪科学”“巫术”的群体也不占少数；另一方面，这些人对于中医的质疑声浪也引发一些热爱中医人士的忧虑，导致他们对于中医未来走向产生了新的思考。例如不少人不仅纷纷呼吁中医“回归经典”，甚至对于目前中西医结合、中医药现代研究持反对态度，并担忧中医“异化”“西化”，中医药的传承“后继无人”等。上述两极分化现象不仅说明了国人对于中医药认知水平与认同程度不一，更说明了国人对于中医药内涵的理解尚不客观，究其原因，是中国社会各界对于中医药及其文化基础了解不全面，官方对中医药的正确解读有限，而民间对中医药广为误解。

四、促进中医药文化自信建设和海外传播的可行举措

(一) 正确宣传解读中医药文化

中医药的软力量建设受到制约的现状,不仅与中医药和现代医学或其他传统医学的竞争关系有关,更与国人对于中医药文化的认同认知不足和官方、学界对于中医药文化宣传解读缺乏密切相关。因此,正确宣传、解读中医药文化,纠正社会上对中医药的不合理认知,是中医药文化自信建设的内在保障。中医药文化的宣传解读应当针对不同人群采用不同形式:首先在中医药从业人员层面,要强化中医药人才教育中的文化教育工作与中医药行业的文化培训工作,确保中医药从业者对于中医药文化产生正确的认知;其次对于中医药爱好者积极广泛开展科普教育,探索"以教代宣"的全新模式,让中医药爱好者不仅热爱中医药,并逐渐深入了解中医药,将其培养成为促进中医药发展不可或缺的力量;再者对于全社会,官方、学界应当合理、理性宣传,消除社会各界对于中医药文化的认同不足与认知不一,从而推动中医药从业者"文化自信"建设,并进而鼓励社会各界人士参与中医药文化建设,探索培养具有一定中医药文化基础的各行各业跨界人才,为中医药跨界交叉合作发展提供人才保障。

(二) 充分挖掘中医药"软力量"文化内涵,发展中医药海外服务贸易

1. 依托"养生"打造中国特色中医药服务贸易"文化牌"　依托"养生"打出中医药服务贸易"文化牌",体现了对于中医药软力量"未病先防"思想的推广,使得中医预防医学思想成为中医药养生海外发展的理论基础,并打造出"中国特色",将"养生""防病""保健"成为中医药服务贸易中最常见的服务模式。当今,中医药养生服务仍然存在附加值不高、消费黏性不强等问题,除了中医药自身发展不足之外,更与中医药行业对于中医药文化基础不够重视有关,社会各界难以将中医药养生服务的具体手段及其背后的文化基础甚至哲学基础关联起来,这就需要在中医养生服务的实践中,强化文化因素在服务贸易中的作用。

2. 以"个性化服务"作为新时代中医药发展的突破口　个性化服务的实质,对应了中医药软力量组成中的"以人为本""辨证论治"思想。中医药国际传播要依托中医药特有的"以人为本""辨证论治"原则,实现个性化诊疗,优化中医药产品与服务,体现出中国传统医学与现代医学或其他传统医学的差异性。从而实现以个性化服务为突破口,在体现中医药诊治属性的同时,提升中医药服务贸易的产业附加值与市场黏性。在中医个性化诊疗的实施中,要实现服务与产品的相互渗透、相互促进,做到"以

产品优化服务，以服务促进产品”[14]，以高质量的中医药产品改善中医药服务质量；二是通过提供优质的中医药服务，提升中医药产品的附加值，促进产品结构优化升级。

3. 借鉴其他传统医学海外发展经验 面对其他传统医学带来的严峻挑战，中医药文化传播应借鉴世界各国传统医学的发展经验，并根据自身实际情况，探索出一条中医药国际传播发展的新途径。举例来说，在瑜伽的“再包装”推广过程中，印度将人类对生态、社会和谐的向往与有规律的生活方式相融合，并将其作为一种具有民族特色的文化向全球传播，值得中医药借鉴。我们应当在深入了解中医药及其文化的前提下，积极而自信地将自己的文化传播给世界，向世界贡献独具特色的民族传统医学体系的同时，还能促进西方对中国形象的再认识，使全世界越来越多人了解、认同、信任中医药。

4. 重视与其他产业交叉合作 在多学科交叉成为大势所趋的新时代背景下，“跨界”将给中医药海外交流与发展带来新的启示。中医药应当重视和其他行业的合作，扩大中医药服务贸易形态范围与中医药文化传播模式。如和酒店业合作，提供疗养服务；和餐饮业合作，研发养生药膳产品；和美妆行业合作，推出化妆品等跨界健康美容产品；和旅游业合作，开展中医旅游；和电影业合作，推出中医主题电影等。通过这些途径可提升中医药服务贸易附加值，扩大中医药文化传播辐射效应，创造全新的中医药文化品类，助推中医药“软力量”发展。近年来中医类题材电影电视剧《老中医》《皇甫谧》等相继上映，成为发展中医药软力量的全新模式。

参考文献

[1] 郭继文. 国内文化软实力理论的话语创新[J]. 济南大学学报(社会科学版),2013,23(5):23-26.

[2] 杨生平. “软力量”辨义与当代中国软力量构建[J]. 浙江社会科学,2012(3):71-77,157.

[3] 约瑟夫·奈. 软力量——世界政坛成功之道[M]. 北京:东方出版社,2005:2-6.

[4] 王沪宁. 作为国家实力的文化:软权力[J]. 复旦学报(社会科学版),1993(3):75,91-96.

[5] 王京滨. 中日软实力实证分析——对大阪产业大学大学生问卷调查结果的考证[J]. 世界经济与政治,2007(7):4,28-36.

[6] 王沪宁. 文化扩张与文化主权:对主权观念的挑战[J]. 复旦学报(社会科学版),1994(3):9-15.

[7] 江雨时,朱伯玉. 基于文化自信的中国软权力建构[J]. 山东理工大学学报(社会科学版),2018,34(1):36-41.

[8] 蒋力生. 中医养生学释义[J]. 江西中医学院学报,2007,19(1):35.

[9] 郑晓红,王雷,李开颜,等. 中医文化核心价值观初探[J]. 中医杂志,2014,55(15):1265-1270.

[10] 李文彦. 高等中医教育应当大力弘扬科学精神与人文精神[J]. 中医教育,2001,20(4):1.

[11] 张其成. 中医文化学[M]. 北京:人民卫生出版社,2017:29.

[12] 黄祎晨,王硕,宋欣阳. 瑜伽热对中医药国际化的启示[J]. 中医药文化,2017,12(3):57-63.

[13] 苏子舰,宋欣阳. 有限的解读与无限的误读——谈中医药文化海外传播的破茧与重生[J]. 中医药文化,2017,12(2):32-36.

[14] 杨弘光,施建蓉,宋欣阳,等. 论势在必行的中医药供给侧改革[J]. 中国医药导报,2018,15(4):90-93,107.

新形势下中医药“走出去”的路径探索

杨宇洋

中医药学是中国古代科学的瑰宝，也是打开中华文明宝库的钥匙，为中华民族繁衍生息做出了巨大贡献，对世界文明进步产生了积极影响。党和政府高度重视中医药发展，特别是党的十八大以来，以习近平同志为核心的党中央将传承创新发展中医药定位为新时代中国特色社会主义事业的重要内容。习近平总书记对中医药工作作出一系列重要论述，为中医药传承创新发展提供了科学指南。当前，中医药振兴发展迎来天时、地利、人和的大好时机。认真学习贯彻落实习近平总书记的重要论述精神，扎实推进中医药传承创新发展，推动中医药走向世界，切实把老祖宗留给我们的宝贵财富继承好、发展好、利用好，是当前卫生事业发展的重要内容，是中医药行业最为重大的政治任务和光荣的历史使命。中医药“走出去”既是中医药传承创新发展的重要一环，也是开展中国特色大国外交、促进中外人文交流的重要组成部分，还是新时代振兴中医药的重要课题。

一、“走出去”：新形势下中医药传承创新发展的战略要求

（一）通过“走出去”，加快中医药现代化、产业化

中医药现代化、产业化是历史发展的必然、社会发展的必需，也是其自身发展的题中应有之义。进入新时代，尤其全球新冠肺炎疫情仍处于大流行状态之时，为有效应对多种健康挑战、更好地满足人民群众健康需求，迫切需要加快推进中医药事业发展，加快其现代化和产业化进程，更好地发挥其在健康中国建设中的独特优势。2022年3月，国务院办公厅印发的《“十四五”中医药发展规划》明确指出：“推进中医药和现代科学相结合，推动中医药和西医药相互补充、协调发展，推进中医药现代化、产业化，推动中医药高质量发展和走向世界，为全面推进健康中国建设、更好地保障人民健康提供有力支撑。”

中医药的现代化和产业化既是发展的目标，也是发展的内容。这主要包含中医药服务体系进一步健全、中医药特色人才建设加快推进、中医药传承创新能力持续增强、中医药产业和健康服务业高质量发展取得积极成效、中医药文化大力弘扬、中医药开放发展积极推进、中医药治理体系和治理能力进一步现代化等。实际上，中医药的现代化和产业化就是中医药高质量发展的代名词。其本质是，坚持传承不泥古、创新不离宗，注重用现代科学解读中医药学原理，用现代医学研究方法获得高质量临床证据，推动传统中医药和现代科学相结合、相促进，守中医内涵规律之正，吸收同时代科技文明成果，提升中医药理论与实践的时代应用价值及活力。

在“走出去”过程中，推动中医药不断与现代医学交流互鉴，能够加速吸收借鉴现代医学理论和技术方法，不断优化中医药传承发展模式。同时借鉴现代医学经验，在各国国情基础上探索出适合中医药的国际化发展模式与道路，从而加快中医药现代化、产业化及全球化发展的步伐。

(二) 通过“走出去”，进一步增强文化自信

中医是医学，也是文化。它与中华文化一脉相承，是中华文化在中医药领域里的集中体现。习近平总书记多次论及中医药的文化属性和独特魅力，指出“中医药学是中华文明的瑰宝”“中医药学凝聚着深邃的哲学智慧和中华民族几千年的健康养生理念及其实践经验，是中国古代科学的瑰宝，也是打开中华文明宝库的钥匙”。

广大中医药工作者增强民族自信，最首要的就是增强中医自信和文化自信。中医自信来自经得起实践检验的治病效果和特色优势，文化自信来自深厚的中医药文化根基和底蕴。2017 年 7 月，习近平主席在致金砖国家卫生部长会暨传统医药高级别会议的贺信中指出：“传统医药是优秀传统文化的重要载体，在促进文明互鉴、维护人民健康等方面发挥着重要作用。中医药是其中的杰出代表，以其在疾病预防、治疗、康复等方面的独特优势受到许多国家民众广泛认可。”中医文化的核心价值观是“致中和”“道法自然”“天人合一”“以人为本”，体现了中华民族的认知方式、价值取向和审美情趣。中医药文化“阴阳平衡”的价值观念正在不知不觉中影响着世界，有望成为全球治理体系的核心理念和指导思想。

多途径、多形式、多层次的中医药国际教育合作已具有一定规模，为中医药在世界范围内的发展培养了大批高素质人才。从 20 世纪上半叶至今，部分国家开设了全日制中医药教育课程。例如，澳大利亚开设三种本科中医教育，即中医专业四年制学士学位教育、针灸专业四年制学士学位教育和中医针灸专业五年制双学士学位教育[1]；新西兰开设中医专业四年制学士学位教育、针灸专业三年制或四年制学士学位教育[2]；新加坡中医学院设有日间班五年制和夜间班七年制学士学位教育；马来西亚将中医药纳入高等教育，学制4～5年[3]；泰国有7所大学设有中医系[4]；南非西开普大学设有中医专业，学制5年；在美国，经所在州政府批准并通过"全美针灸与东方医学院校论证委员会"认证，可开设三年制(在校时间不少于27个月)中医针灸教育课程。目前，在美国有62个合格的针灸学校或针灸系，其中康州的桥港大学针灸学院拥有唯一设在综合大学里的针灸课程[5]。这些中医针灸教育及中医药文化输出极大地增强了国外民众对中华文化的了解，夯实了中医文化自信的国际基础。

(三) 通过"走出去"，为推动构建人类卫生健康共同体贡献力量

2020年3月，正当国际社会高度关注中国抗击新冠肺炎疫情的武汉保卫战之时，习近平主席首次提出"打造人类卫生健康共同体"的倡议。此后，习近平主席又在国际场合多次强调，中国愿意同各国一道促进全球公共卫生事业发展，构建人类卫生健康共同体。2022年1月，习近平主席在世界经济论坛视频会议上的演讲中再次呼吁各国"加快建设人类卫生健康共同体"。人类卫生健康共同体是习近平主席提出的中国方案，是人类发展进步的实践要求，是全球公共卫生治理的需要，也体现了中国的大国责任和担当。

中医药在推动构建人类卫生健康共同体中起着独特的作用。一方面，中医药在解决人类重大疾病问题上仍发挥重要作用。在现代科学、生命科学遇到重大难题时，都可以从中医药中找到解决问题的方案。例如，在抗击新冠肺炎疫情中，中医药全面、深度参与中国疫情防控救治，应用中医药及中西医结合防控救治效果显著。中医药参与救治确诊病例的占比达到92%，以"三药三方"为代表的针对不同类型新冠肺炎的中成药和方药，临床疗效确切，提高了治愈率，加快了恢复期康复，成为中医药守正创新、传承发展的生动实践，也成为中国抗疫方案的亮点。中国政府积极为海外抗疫贡献中医药力量。截至2022年中国已向150多个国家和地区介绍中医药诊疗方案，向10多个有需求的国家和地区提供中医药产品，选派中医专家赴29个国家和地区帮助指导抗疫。2021年3月，中国举办了"中医药与抗击新冠肺炎疫情国际合作论坛"，来自28个国家和地区的政要、政府官员及WHO代表、专家通过视频连线深入交流，并通过了《支持中医药参与全球疫情防控倡议》。2022年4月，WHO官网发布了《世界卫生组织中医药救治新冠肺炎专家评估会报告》，肯定了中医药救治新冠肺炎的安全性和有效性，鼓励WHO会员国在其卫生保健系统和监管框架内考虑使用中医药治疗新冠肺炎的可能性。

另一方面，对于许多缺医少药的发展中国家而言，"简便验廉"的中医药大大提升了医疗的可及性，有助于维护当地人民的生命健康，从而有效推动人类卫生健康共同体的构建。党的十八大以来，国家加大了支持中医药“走出去”，派出中医专家，让许多国家的民众体验到中医药诊疗服务，同时，国内中医药教学与研究单位也接收了更多的发展中国家医务工作者来华学习中医药。以开展中医药对外援助为例，目前中国已向亚洲、非洲、拉丁美洲的70多个国家派遣了医疗队，基本上每个医疗队中都有中医药人员，约占医务人员总数的10%[6]。援外医疗队采用中药、针灸、推拿及中西医结合方法治疗了不少疑难杂症，挽救了许多垂危患者的生命，得到受援国政府和人民的充分肯定。2022年1月，《推进中医药高质量融入共建“一带一路”发展规划(2021—2025年)》发布，提出在“十四五”时期，中方将与共建“一带一路”国家合作建设30个高质量中医药海外中心，向共建“一带一路”国家民众等提供优质中医药服务。中医药将在推动构建人类卫生健康共同体中大有作为。

二、近五年来中医药“走出去”的开拓实践与主要成效

(一) 中医药为全球疫情防控贡献了力量

1. 搭建远程会诊平台，为海外民众提供中医药健康服务、心理疏导和防疫建议 例如，菲律宾中医中心为当地民众、华人华侨提供防疫抗疫及线上医疗服务，浙江中医药大学搭建互联网咨询平台和微信义诊群，为海外侨胞进行新冠肺炎常见问题答疑、中医药预防指导和心理疏导等，累计接受咨询1.5万余人次。国家中医药管理局先后支持举办了110多场抗疫专家视频交流和直播活动，向150多个国家和地区介绍中医药诊疗方案。

2. 派遣中医医疗专家赴海外援助 2020年以来中国向28个国家派出中医专家协助抗击疫情，如：江西省组建以中医药专家为主体的中国政府联合工作组赴乌兹别克斯坦援助疫情防控，乌兹别克斯坦米尔济约耶夫总统专门致信致电习近平主席表达谢意；匈牙利总理首席顾问苏契·盖佐向甘肃省外派的中医石宗珂颁发了“守护健康·白衣天使”骑士勋章和奖状，以表彰其在抗疫中的突出贡献。

3. 捐赠中医药抗疫物资 新冠疫情发生以来，中国向10多个有需求的国家和地区提供中医药产品。2020年甘肃省卫生健康委员会与各海外中医学院(中心)积极协调沟通，会同省政府外事办将甘肃省中医院生产的13 000剂“甘肃方剂”中药颗粒剂运往白俄罗斯，支援抗击新冠肺炎疫情；浙江省为意大利、西班牙、法国、荷兰、德国等海外侨胞提供中药预防方，共计发往海外中药颗粒剂20余万剂，寄送中药茶饮6万

余剂，帮助国外华侨抗击疫情。

（二）中医药国际交流日益扩大

1. **中医药对外科研合作成果丰硕**　随着社会进步及医学模式转换，近年来全球医学界对中医药的科学研究越来越重视。据WHO统计，58个会员国建立了至少一所有关传统药物的研究机构。国际上有关中医药学的研究整体呈逐步上升的发展趋势，中医药学的研究越来越受到全球科学家们的重视，各方面的研究不断取得新成果，且目前仍处于向上攀升的趋势。

中国科学家屠呦呦因发现"青蒿素——一种用于治疗疟疾的药物"，荣获2011年美国拉斯克临床医学奖和2015年诺贝尔生理学或医学奖。因将传统中药的砷剂与西药结合治疗急性早幼粒细胞白血病后，其疗效明显提高，王振义、陈竺获得第七届圣捷尔吉癌症研究创新成就奖。这些成就以及对以患者为中心的理念的推崇，对包括中医药在内的传统医学的研究已逐渐成为国际热点研究领域。

2. **中医药国际化人才培养体系初步形成**　截至2019年12月，中医药海外中心和国内基地直接参与中医药国际化工作的人员2 752人，硕士及以上学历1 518人，高级职称899人。其中，海外中心专职人员约1 029人，在国家中医药管理局国际合作专项资助下参与各类相关技能培训者1 397人次。国内基地专职人员1 723人，参与各类相关技能培训者3 863人次。在学生培养方面，海外中心和国内基地以实习、见习、授课三种形式培养学生累计超过20 381人次。逾万名学子中，实习生4 518人，见习生2 678人，课堂教学人数13 185人，为中医药海外未来发展储备了必要的专业人才。

3. **中医药文化传播形式丰富多样**　在国家中医药管理局国际合作专项的支持下，各地积极发挥优势，出品了《中医》《本草纲目》《"一带一路"养生秘笈系列视频》等多语种宣传片；出版了《中医药文化(英文版)》，全面实现了期刊的国际出版，同时合作建立了全英文学术期刊官方网站，启用Scholar One Manuscripts国际一流采编系统，直通海外学术圈，国际发文量已经超过总数的30%。各中医药院校积极编写国际中医学专业核心课程、中医药国际教育系列等教材，建设中医英语水平考试及中医英语语料库。"全球大学生中医药国际化征文活动"已成功举办三届，覆盖30个国家、40余所院校，累计近800人参赛，相关视频在各社交平台累计点播量超1 400万。"世界针灸日"走进联合国教科文组织、中医药文化走进联合国万国宫、拉美议会大厦中医针灸非遗文化展等活动，在高端国际平台全面展示了中医针灸非物质文化遗产独特魅力。"一带一路"中医药针灸风采行在近40个国家举办了30余站，以及中医药养生知识国际传播平台、中医惠侨国际合作工程、驻渝外国使节中医药国际文化交流与传播等中医药文化品牌项目的实施，进一步扩大了中医药国际影响力。

图书出版方面，积极参与版权贸易，如《心乃大药》一书实现多语种出版，尤其是签订了波兰、捷克等"一带一路"沿线国家的版权输出合同。同时，《中医针灸》和《走进中医》获批中宣部经典中国国际出版项目和丝路书香出版项目，助力中医药文化"走出去"。

4. 中医药海外发展受到媒体关注　截至2019年底，由国家中医药管理局国际合作专项支持的中医药海外发展项目累计获得外媒报道5 933次。如：尼泊尔Image广播每日循环播报中国-尼泊尔中医中心义诊信息及中医药广告；《菲律宾商报》于2019年数次报道中国-菲律宾中医药中心；2017年和2019年，韩国世明大学孔子学院分别获得堤川市政府颁发的感谢状和传统医药生物博览会特别贡献奖，韩国三大媒体之一的MBC电视台、《韩医药时报》、《忠北日报》等多家新闻媒体对该学院活动进行了深入报道；波兰主流媒体《公民日报》对"中国-波兰中医药中心开放日"活动进行了名为"传统中医药重走丝绸之路"的专题报道，扩大了中医药在波兰的影响；世界针灸学会联合会秘书处和上海中医药大学中医药国际化发展研究中心联合主办的全球大学生中医药国际化征文活动，吸引和聚集了大量海内外中医药"洋粉丝"，两周内中医药文化传播作品的海内外点击率超过500万次。

（三）中医药"走出去"的基础不断夯实

1. 中医药海外专业化、合法化发展取得新进展　中医药医疗保健服务被更多国家或地区纳入医疗保健服务体系和医疗保险体系。2019年2月，印度卫生和家庭福利部颁布命令，承认针灸为独立的医疗/疗法系统，并将制定具体的管理细则，这代表着针灸在印度获全国性法律认可。2021年11月，新西兰正式对中医药立法，承认包括针灸、中草药及推拿按摩疗法在内的中医药为新西兰卫生专业之一，并将成立中医药专业的监管机构——新西兰中医药委员会。葡萄牙已对中医针灸立法，还有荷兰等国公立医保涵盖针灸疗法，私立保险公司针灸疗法的报销范围更为广泛。2018年2月，美国退伍军人事务部及滥用药物和精神卫生管理局（VHA）将针灸师纳入医疗系统目录。同年10月，时任美国总统特朗普签署为遏制阿片类止痛药物在美国泛滥的H. R. 6法案，将针灸、医疗按摩等都列入待评估的替代性疗法。同时，在美国为超过1.06亿人提供健康保险的蓝十字与蓝盾协会（BCBS）从2020年1月1日起将针灸服务纳入承保范围。

2. 中医药国际标准被更多国家认同　国际标准化组织中医药技术委员会（ISO/TC249）截至目前已有23个积极成员（P成员）和20个观察成员（O成员），下设5个工作组(WG)和1个联合工作组(JWG),其中4个联合工作组由中国专家担任联合召集人。在ISO/IEC内部,与有源医疗设备(IEC/SC62D)、健康信息学(ISO/TC215)和健康护理机构管理(ISO/TC304)建立了联络关系;外部与世界针灸学会联合会、世界中医药学会联合会和WHO建立了联络关系。

3. *中成药以药品形式进入国际医药市场方面取得突破* 例如,2020年安徽省中药配方颗粒获准以药品身份进入欧盟市场,疏风解毒胶囊入选中英政府"抗生素替代计划"科研与创新合作项目;连花清瘟胶囊2016—2020年在菲律宾、泰国、乌干达、毛里求斯、新加坡、老挝、津巴布韦、科威特、厄瓜多尔、巴西、莫桑比克等14个国家取得注册批文,其中9个国家认可其为药品身份,目前该产品在多个国家进入药品注册的"绿色通道"。

在席卷全球的新冠肺炎疫情中,很多国家把目光投向了中医药,不少中药产品在英国、荷兰、匈牙利等西方国家销售额大幅增长。2021年,中国中药贸易总额77.41亿美元,同比增长19.1%。其中,出口额为50.01亿美元,同比增长16.5%;进口额为27.40亿美元,同比增长24.1%。中药材出口13.53亿美元,同比增长2.3%;中成药出口额3.07亿美元,同比增长17.9%[7]。

三、中医药"走出去"面临的挑战和突出问题

(一)复杂的国际环境及政治因素的影响

1. *印度欲做世界传统医学领域的主导者* 为了更好地整合国内传统医药资源,印度于2014年专门成立一个独立的正部级管理机构——传统医学部,以保护和发展阿育吠陀和瑜伽等传统医学,不仅将本土的传统医学纳入管理,还将中国的藏医和针灸、尤纳尼医学(阿拉伯医学)、顺势疗法(源于欧洲)纳入管理。2015年,其出台《AYUSH国际合作提升计划》,在30余个国家建立了传统医学信息点。2020年2月,传统医学部与WHO签署了价值350万美元的协议,以推进印度传统医学发展。2020年11月,WHO总干事谭德塞表示,WHO决定在印度成立一个全球传统医学中心。

印度一直有强烈的大国企图,其成功申报成立世界卫生组织全球传统医学中心,对印度国家形象及印度在传统医学领域国际话语权的提升有着积极作用。中印两国在全球传统医学发展中都起到引领作用,如何从印度对WHO的外交中汲取成功经验,提升中医药国际影响力,值得深思[8]。通过以上举动,印度传统医学建立了遍布全球的网络和影响力,与中国展开激烈竞争。

2. 日本争做世界传统药物的领头羊　在日本大约有150个汉方药处方被列入公共医疗保险的用药范围，在中国称“医保药”。曾有报道统计过数据，日本汉方药市场规模约2 000亿日元，折算成人民币约126亿元人民币。其中，日本占据了全球90%的中药市场，而中国大陆仅占世界中草药销量的2%[9]。《日本全球卫生政策》将传统医药融入国家卫生战略，通过《日本特许法》严控汉方质量，其汉方药企业密切关注中国政策，将中国作为主战场。例如，中国《外商投资准入特别管理措施(负面清单)》规定：“禁止投资中药饮片的蒸、炒、炙、煅等炮制技术的应用及中成药保密处方产品的生产。”2020年3月，日本药企津村12亿元收购天津盛实百草中药科技股份有限公司。收购完成后，津村将炮制从经营范围中移出，既规避了监管问题又掌握了核心中药炮制技术。

3. 韩国觊觎医药文化产业的领跑者　韩国于2003年8月颁布《韩医药育成法》，注重医药周边和文化产业发展。《第三个韩国医药发展促进综合计划》则旨在进行韩医海外集群建设和产业推广。2009年，韩国政府将《东医宝鉴》(选摘中国明以前医籍汇编)申报为联合国世界文化遗产，使其成为韩国第一部被列入“世界记忆遗产名录”的医学著作。2013年，《扩大韩国医疗海外发展方案》推出大韩韩医义诊团品牌项目。

传统医学不仅是医学，还包含了哲学理念和生活方式，具有民生、文化、经济属性。印度、日本、韩国对世界传统医学话语权争夺的背后是国家政治、经济、文化的博弈。

(二) 中医药在海外的合法地位问题与发展受限问题

1. 国内外环境差异　中医药“走出去”受所在国的民族文化、宗教信仰、生活方式、医疗卫生制度、人力资源和经济发达程度等因素的影响。据世界针灸学会联合会分析，将中医与西医置于完全平等法律地位的国家主要集中在大中华文化圈，但韩国、蒙古和印度等国强调其本国传统医学，“去中国化”趋势明显。其他国家和地区基本采用将针灸甚至针刺与其他中医疗法分开管理的模式，只允许西医医师使用针灸疗法，中医师更大程度上接近“技师”的定位[10]。北美、西欧很多发达国家对针灸有公立或私立医保覆盖，而未立法的发展中国家医保覆盖不足。

2. 行医身份受限　医药行业是一个特殊的行业，由国家法律法规实行监管。中医药已在196个国家和地区应用，但真正获得“医”或“药”的身份数量有限。据WHO统计，目前有103个会员国认可使用针灸，其中29个设立了传统医学的法律法规，18个将针灸纳入医疗保险体系。有些“中医”在海外国家行医并非医生身份，有些中药的出口是以食品、添加剂或化妆品等身份。

3. 教育培训提升慢　在教育培训方面，一是中国中医药院校毕业生无法取得大多数国家的学历认可[11];二是本土中医药教育水平整体较低,学历教育课时偏短,非学历教育或培训质量参差不齐、总体偏低。

4. *科学研究有偏离* 在科学研究方面,国外所开展的研究中,普遍存在中医中药分离、基础理论研究薄弱等问题,在对药物开展的研究中,存在"以西贯中"、去"中医化"、去"中国化"等现象。

5. *产业发展有障碍* 在中药产业方面,由于中药自身具有成分复杂度高、配伍理论独特等特点,在国外尤其是西方发达国家完成药品注册程序的难度较高。虽有尝试和先行者,但远未形成规模,导致中药出口量受限、中药使用范围受限等问题。

(三) 人才队伍和配套政策问题

中医药"走出去",人才是关键。中医药国际化人才数量不足、质量不高的问题成为中医药文化"走出去"的重要障碍。在国内,精通中医药专业知识技能、通晓多国语言与文化、了解国际政治经济的复合型人才十分短缺。在国外,由于世界各国在意识形态、法律制度、文化及生活习俗等方面存在差异,导致中医药教育在各国发展不平衡。除澳大利亚等少数国家中医立法之外,大多数国家的中医还处于补充、替代医学地位。许多国家尚未将中医药教育纳入主流医学教育体系,多以短期培训等非医学教育形式为主,师资力量不强、办学条件薄弱、教育标准缺失等问题,影响了中医药国际人才的培养质量。

配套政策方面,中医药"走出去"面临国内落地保障政策不完善和对国外政策了解不足的双重困境。随着新时代祖国综合实力的提升,国内医务人员收入的增加,开展中医药海外服务面临人员待遇保障激励措施尚不完善的问题,产生了人员派出难的窘境。受国内资金政策影响,中医药科技国际合作多以技术合作的方式开展,尚无法对海外中医药中心的建设注入足量资金。部分项目有机会争取"一带一路"合作框架下双方政府的支持,但仍面临资金投入不稳定、不充足的问题,无法满足海外中医药中心建设、运营和对外宣传等前期大量投入需要。资金投入相对不足,导致目前海外中医药中心的发展举步维艰。另外,缺乏权威渠道全面深入了解国外相关政策,信息掌握不全或滞后,也影响中医药"走出去"的实效。

四、进一步推动中医药"走出去"的对策与思考

(一) 提高站位:高度重视中医药"走出去"的战略意义

统一思想,进一步深入领会贯彻落实习近平总书记对中医药工作作出的一系列

重要论述。摒弃中西医之争，明确中医在国际上就是中华民族的符号，从民族认同的角度认识中医药的重要价值，使之成为铸牢中华民族共同体意识的重要抓手，以高度文化自信推动中医药海外发展。

党和国家一再倡导加大文化走出去的步伐，讲好中国故事。习近平总书记高度重视中国国际传播工作，多次强调要创新对外话语体系，构建全媒体传播格局，更好介绍中国的发展理念、发展道路、发展成就，更好展示真实、立体、全面的中国。尤其新冠疫情发生以来，中国取得的抗疫成果令世界惊叹，其中中医药发挥的作用再次让世人刮目相看。我们应该以此为契机，做好中医药文化的外宣和科普工作，让其造福世界人民，让世界更多的人民了解中医，学习中医，爱上中医。如策划出版"'中华源·翻译中医'系列丛书"，让中医药走向世界，将优秀精深的中医药文化展现给世界，让世界人民领略中华文化的魅力，并促进人类健康共同体的构建。

中医药是中华文明的重要组成部分，增强文化自信，需大力推广与普及中医药文化，夯实中医药在国内发展的基石，创造有利的舆论环境，形成中医药蓬勃发展的态势，为中医药"走出去"提供坚强保证。《中医药发展战略规划纲要(2016—2030年)》中明确提出：要大力弘扬中医药文化知识，宣传中医药在经济社会发展中的重要地位和作用。推动中医药进校园、进社区、进乡村、进家庭，将中医药基础知识纳入中小学传统文化、生理卫生课程，同时充分发挥社会组织作用，形成全社会"信中医、爱中医、用中医"的浓厚氛围和共同发展中医药的良好格局。大力开展中医药文化进校园活动，培养中医药人才，需要从娃娃抓起。中国中医药出版社策划出版了"漫画启蒙中医药文化儿童趣读丛书"，用通俗易懂的话语，把较为艰涩、专业、枯燥、抽象的中医药理论与知识转化成浅显易懂、风趣幽默的漫画形式，吸引少年儿童对传统中医学及传统文化产生兴趣，把中医药的种子撒进少年儿童心里，将中华传统文化在娃娃中发扬光大，让更多优秀人才投身中医药的复兴事业。

运用中医药服务政党外交。如乌克兰祖国党领导人季莫申科就曾盛赞中医药治愈了其新型冠状病毒肺炎，世界针灸学会联合会在巴西的针灸交流工作得到时任总统卢拉的认可，推动了针灸在巴西的立法进程。2019年4月，世界针灸学会联合会代表中医药领域参加第二届"一带一路"国际合作高峰论坛民心相通分论坛，该联合会主席刘保延和副主席胡曼(伊朗)向与会的61个国家130余名外宾分享了中医药针灸在维护世界人民健康和促进民心相通方面的感人故事。2021年，为庆祝中国共产党建党100周年，该联合会团体会员意大利、西班牙等国副主席应邀参加中国共产党与世界政党领导人峰会，均向中国共产党建党100周年发来贺信。该联合会还多次邀请各国医学专家参加"中国共产党的故事"新疆专题宣介会、浙江专题宣介会等，让国际社会更好地了解中国共产党为人民谋幸福的生动实践。同时，还应提高中医药舆情监测预警、风险防控能力和政策研究，加强中医药国际化研究的智库建设，避免医药交流中可能出现的宗教、民族风险，避免被西方国家解读为中国"新殖民主义"和"文化扩张"等。

（二）推动产业：全力打造中医药双循环发展格局

讲求高效益，从中药进出口和中医药服务贸易入手，深化健康产业合作，着力培育中医药发展优势、扩大中医药发展规模。2018年10月22日，习近平总书记在广东考察珠海横琴新区粤澳合作中医药科技产业园时发表重要讲话，指出："中医药学是中华文明的瑰宝。要深入发掘中医药宝库中的精华，推进产学研一体化，推进中医药产业化、现代化，让中医药走向世界。"为落实好总书记的重要讲话精神，首先要扩大中药类产品贸易。加快培育中国中医药国际化企业和国际知名品牌，鼓励高附加值中药类产品出口，加强知识产权保护，扩大中药类产品在共建"一带一路"国家市场份额。鼓励跨境寄递企业承接中药及其制剂国际寄递服务，探索建立中药大宗商品国际贸易指数和交易平台。其次要做大做强中医药服务贸易，鼓励中医药机构到海外开办中医医院、连锁诊所和中医养生保健机构。加快中医药服务与旅游、森林康养等产业的融合发展，吸引境内外消费者，带动国内健康服务业发展。鼓励海外患者来华接受中医药服务。同时要扩大中医药国际市场准入，推动中药类产品以药品、保健品、特殊医学用途配方食品等多种方式在共建"一带一路"国家开展注册，完善中药类产品当地销售和生产体系。通过积极参与中外自由贸易协定谈判和投资协定谈判，降低中医药产品和服务国际市场准入壁垒，并积极推动"一带一路"国家将中医药产品和服务纳入当地医疗保险体系[12]。

创新中医药文化国际传播的内容、形式与载体。充分利用短视频、动漫等喜闻乐见的方式和海外社交媒体等平台，展示真实立体全面的中医药。发展中医药对外文创产业，支持多语种中医药图书出版。打造具有全球影响力的中医药文化"走出去"项目，开展"中医中药海外行""中医药针灸风采行"系列活动，推动更多的中医药项目纳入人类非物质文化遗产代表作名录。国侨办应发挥中医药对华人华侨的保障作用，为侨务工作服务。

全面提升中医药国际教育质量，吸引留学生来华学习中医药课程。鼓励中医药高等院校与海外知名院校合作办学，打造精品课程，积极推动中医药纳入所在国高等教育体系。建立中医药多语种课程云平台，线上、线下相结合，为其他国家中医药从业人员提供中医药学历教育和短期培训。提高中医药舆情监测预警、风险防控能力和政策研究水平，加强中医药国际化研究的智库建设。

（三）加强国际合作：共筑人类卫生健康共同体

加强国际合作首先讲求高质量，从政府间合作入手，深度参与全球卫生治理，着力构建新型传统医学合作伙伴关系，推进中医药开放发展。习近平总书记2021年视察南阳时指出："我们要发展中医药，注重用现代科学解读中医药学原理，走中西医结合的道路。"要借助WHO、联合国教科文组织、国际标准化组织等国际舞台，从大处着眼、高处着手，推进中医药的现代化、科学化和国际化。

同时，注重"多边倡议、双边落实"。要通过与一个个国家政府的双边合作逐个落实，最后收到全面开花、水滴石穿的功效。重点推进上海合作组织传统医学会议、金砖组织国家传统医学论坛等高级别平台框架下的传统医学合作。支持举办高水平世界传统医学论坛，设立世界传统医学奖项。深入推进与其他国家在传统医学政策法规、人员资质、产品注册、市场监管方面的交流与合作，推进传统医学纳入当地主流卫生体系。发挥华人华侨在中医药和世界传统医药发展中的重要作用。推进世界传统医药国际标准制定工作，参与世界草药典编制。

提升中医药参与全球卫生治理能力。积极推动中医药参与重大传染病防控国际合作，完善中医药应对国际关注的公共卫生紧急事件机制，制定中医药参与应对预案。打造高水平的国家中医疫病防治队伍，为保障民众健康福祉增添中医力量，增加优质中医药公共产品供给，形成基于国情的中医药诊疗方案。加大中医药援外力度，增派高水平中医专家，探索设立中外友好中医院。实施中医药海外中心与国内基地功能提升计划，建设一批高质量的中医药海外中心、中医国际诊所和中医药国际合作基地。

（四）融入国际治理体系：推进全球生态文明建设

中医药是重要的生态资源。中医药资源的可持续发展是推进生态文明建设的一项重大举措。要重视保护生态环境，建立中药规范化基地和中药资源保护区，完善中医药资源的保护制度与措施，促使中医药资源可持续发展与推进生态文明建设良性互动、相辅相成；加强国际特色药材和传统医药的合作开发；鼓励进口优质和紧缺的中药材资源，增强互补性；构建传统药物种质资源库和标准化体系，加强濒危稀有药用动植物保护与替代，推动中医药深度参与全球生物多样性保护合作。

面向全球推广中医药绿色可持续发展理念。要积极宣传与自然和谐共生的现代化中医药发展模式。总结肉苁蓉、锁阳、甘草等中药种植在荒漠化和沙化防治中的具有可复制性的先进经验。推动中医药参与荒漠化治理的国际合作项目落地,推动“绿色丝路”建设,为全球实现“碳中和”目标和可持续发展贡献智慧及力量。

(五)强化支撑:加强组织保障、政策保障

高度重视中医药走出去,并将其作为国家重大战略纳入外交、卫生、科技、文化、经济、生态等整体规划和工作中。发挥国务院中医药工作部际联席会议制度作用,协调解决重大问题。强化商务、海关、药品监管等部门的政策协调机制,重点打通中医药国际化的政策盲点。加强中医药相关国际法的研究与运用,支持建立中医药海外发展法律服务机构,加强中医药产业涉外律师队伍建设,为中医药产业海外发展提供法律支持。建立健全多元化中医药海外投融资体系。加大信贷对中医药企业海外投资的支持力度,鼓励国家政策性银行为中医药服务出口项目提供信贷支持。探索设立中医药国际化发展基金。对中医药服务贸易出口和中药原料进口给予税收支持。支持保险公司对中医药海外发展和服务出口项目提供保险服务,鼓励境外商业保险覆盖中医药服务。建设一支科学素养良好、中医药文化根基丰厚、民族情怀坚定的中医药国际化人才队伍,是有效助力中医药海外发展的关键。这是一项艰巨且跨行业的任务,需要相关政府、教育机构、医疗机构等各个领域互相配合、支持,并创建出适合国际化发展的人才培养保障制度[13]。

关于突破之道,正如以上探索,中医药“走出去”是一个长期的过程,也是一项系统工程,应该多点发力、整合推进。在这个领域里,不存在“一招鲜、一针顶破天”的情况。从根本上来说,只有通过党和国家的关怀扶持、一代代中医人的不懈努力,才能取得一个又一个成果、树立一个又一个里程碑。

参考文献

[1] 苗沈超. 澳大利亚高等教育与中医的传播[J]. 文化软实力研究,2021,6(1):86-94.

[2] AVRIL SIA SIEN LYNN. 新西兰中医针灸发展及特点研究[D]. 厦门:厦门大学,2018.

[3] 卢萍,彭新,陈洁,等. 中医药国际化人才培养模式探索——以河南中医药大学中医学马来西亚办学项目为例[J]. 中医药管理杂志,2022,30(9):12-14.

[4] 焦宏官,奚锦,杨柱,等. 东盟地区中医药民族药现状分析[J]. 贵州中医药大学学报,2020,42(4):99-103.

[5] 肖雄. 新中国"十七年"针灸推广运动研究[D]. 广州:广州中医药大学,2021.

[6] 中华人民共和国国务院新闻办公室. 中国的中医药(2016年12月)[EB/OL]. [2022-06-28]. http://www.scio.gov.cn/ztk/dtzt/34102/35624/35708/35717/Document/1536950/1536950.htm.

[7] 人民资讯. 中药进出口两旺,西药出口大增[EB/OL]. [2022-04-11]. https://baijiahao.baidu.com/s?id=1729767298629551943&wfr=spider&for=pc.

[8] 腾讯网. 为什么印度能成功申请到世卫组织全球传统医学中心[EB/OL]. [2022-03-28]. https://new.qq.com/omn/20220328/20220328A0096C00.html.

[9] 网易. 日本拿中药卖向全球,80%原料依赖中国,加工后80%成品卖回中国[EB/OL]. [2020-03-01]. https://www.163.com/dy/article/F6KKEVPA0537AHJI.html.

[10] 王笑频,刘保延,杨宇洋. 世界针灸政策与立法通览[M].北京:中国中医药出版社,2020:9-10.

[11] 国家中医药局:抗疫贡献加速中医药国际化[EB/OL]. [2021-01-06]. http://www.jjckb.cn/2021-01/06/c_139644809.htm.

[12] 东方财富网. 让一带一路飘起"中医药芬芳"[EB/OL]. [2022-01-21]. https://baijiahao.baidu.com/s?id=1722559232580526820&wfr=spider&for=pc.

[13] 参考网.论中医药国际化人才的培养[EB/OL]. [2021-11-01]. https://www.fx361.com/page/2021/1101/9044366.shtml.

一舟通远水，联袂无尽行

——浅谈中希文化之通与中医在希腊

马咏岚　赵百孝

一、姐妹之邦，心同理通——古代中希文明的相通

南怀瑾《老子他说》有言："东方有圣人出焉，西方有圣人出焉，此心同，此理同。"对于东西方文明的源头和代表——中国和希腊来说，这句话颇为贴切。虽然各自经历了不同的发展历程，两国在很多方面有着极为相似的特点。就像瓦盖里斯·瑞纳斯[1]在名为"无尽的航程"的木船上雕刻的故事那样："中国"和"希腊"本是一对孪生姐妹，"相隔千里万里，相似的掌纹在手心，不同的道路在脚下"，最终相遇并一起展开"无尽的航程"。

(一) "肚脐"与"中原"

在地图上，希腊由一个半岛伴着3 000多个岛屿组成，伸向世界上最古老的海——地中海的中部。所谓地中海，在希腊文"Μεσόγειος"和英文"Mediterranean"中都有"地之中"，即"大地中央"的意思，类似"中国"之"中"，不过中国的源头不在大地所包裹之大海，而是"在河之洲"，发源于黄河流域。"中"在中国和希腊都有重要的意义。笔者在位于雅典东北方向约180多千米的德尔菲(Delphi)古址，看到了相传宙斯用来标记世界中心的石头，古希腊人称为"肚脐"[2]，当时无论是战胜国还是战败国，各城邦都一致来到德尔菲这个全希腊人共同的圣地朝拜，今天神庙的古迹多以当年进贡的城邦命名。而中国，又被称为中土或中原，自古就有"得中原"者"得天下"之说，从万国来朝的中土大唐，到陆放翁"王师北定中原日"的绝唱，都体现了向心向"中"的凝聚力。

(二) 尚"中"之尺

"中"在两国文化上都有着特殊的地位。古文《尚书·大禹谟》记载了相传尧舜禹传下的最高准则："人心惟危，道心惟微，惟精惟一，允执厥中。"这"十六字心传"中的"允执厥中"四字至今仍高悬在故宫的中和殿里。儒尚"中庸"、释尚"中道"和道尚"守

中”,这中国传统文化的三大核心体系都从不同角度阐释了“中”的智慧。在“天、地、人”三才中,人居中,最可贵;在五行中,中央之土色黄生万物,对母亲河黄河和始祖黄帝亦以中黄之“黄”名之;在群经之首——《易经》中,对坤卦在《文言传》中有赞词曰:“君子黄中通理,正位居体,美在其中。”后世认为“黄中通理”是君子的最高境界。无独有偶,以亚里士多德为代表的古希腊先哲们也提倡避免过度和不及的“中道思想”,他的老师柏拉图以及数学家毕达哥拉斯都在著作里寻求着最好的“中庸”。“古希腊七贤”[3]之一克利奥布拉斯[4]的名言——“(合乎)尺子是最好的”又被译为“凡事取中庸之道”,至今被沿用在现代希腊人的日常口语中,有“不要执两端,保持生命的尺子(尺度)”的意思。到了拜占庭时期,人们则在这句格言前面加上了“παν(所有的、一切)”一词,把中规中矩的中道思想上升到了普适万物的层次。

(三)“中”通医学

在植根于中国传统文化的中医和以希波克拉底(下面简称“希氏”)为代表的古希腊医学中,“中”也是一把重要的“尺子”。在集大成者希氏的著作里,有很多与中医学相默契呼应的部分。限于言语篇幅,下面仅从对医生的要求、水火阴阳、健康与疾病的关系以及治疗原则这四个方面对两种医学略作比较。

1. 对医生的要求　希氏认为一个好的医生:“应该考虑季节、气候、水质、风向、土壤等对人体的影响。”“还了解四季变化、星辰出没的规律,以及各种现象发生所必备的条件。”[1]这有点类似于《素问・上古天真论篇》的外文版,在黄帝关于真人、至人、圣人和贤人的论述中,这个境界比较贴近于贤人的境界,即“法则天地,象似日月,辨列星辰,逆从阴阳,分别四时……”

2. 水火阴阳　张其成说过:“中医以阴阳中和为魂。”中医不仅指中国人的医学,也是阴阳中和的医学,阴阳为中医之本,在《内经》里常以水火来比拟阴阳。希氏认为:“一切动物,包括人,都是由两种功能不同但一起发挥作用的东西——水火组成。”[2]在他后面的论述里,可以看到他讲的水火不仅限于动物和人,还包括食物和药物,甚至温度不同的洗澡水的水火特性,这就把水火提升到了万物共同的类似阴阳的层次。他还详细地阐述了这两种“东西”的性质和关系,尤其是它们的混合比例与健康疾病的相关性。

3. 健康与疾病的关系　“人体内有血液、黏液、黄胆液和黑胆液……当这些要素的能、量互相恰当地结合起来,并且充分混合时,人体就能处于健康状态。”[3]相反,这些“要素”的过多与不足都将破坏“恰当”并“充分混合”的平衡状态而致病。这个著名的四体液论的核心与中医不谋而合:阴平阳秘,无太过与不及而居“中”则是健康的

"平人",相反则为病。

4. *治疗原则* "医生必须知道,有余之病,以泻法可治;因泻致病,以补法可治;运动过度,休息可治;安逸致病,以运动可治。总之,医生必须掌握一个原则——治疗疾病时必须与疾病的性质、患者的体质、季节等特点相适应,急则缓之,缓则急之。"[4] 在这后面如果加上"谨守病机,各司其属,有者求之,无者求之,盛者责之,虚者责之……"[5] 则更为完备。

从平衡到不平衡,是疾病的形成;从不平衡到再平衡,是疗愈的发生。"损有余补不足",在疾病的"跷跷板"上求"中"而"以平为期",这个治疗的目标和方向在两国的医学上都是一致的。

二、投桃报李,丝路互通——中希文化交流的互通

(一) 古丝路上的丝绸和医药

希腊是欧洲航海业的始祖,一直拥有世界规模最大的船队,为东西方交流做出了贡献。希腊历史课本有记载,拜占庭修道士把中国丝绸技术带到了希腊。至今希腊索弗里[5] 以优良的丝绸品质和保存完好的技术被列为欧洲的文化遗产。

同时,海上和陆上丝绸之路也把原产于希腊,或者希腊医学中应用到的一些药物通过直接或间接的途径(如阿拉伯医学)带到中国,成为中医中不可或缺的部分。中国社会科学院历史研究所宋岘和周素珍对中国明代抄本《回回药方》与古希腊医学的源流关系做了研究,并对古希腊医学的时间和地域做了延伸,认为"在时间上,不仅应包括古希腊帝国时期,也应包括古罗马时期以及拜占庭时期。在地域上,不仅有希腊本土与欧洲,而且也有希腊化的埃及、叙利亚。如今的土耳其的欧洲部分原本是希腊故地"[6]。此外,他们还从本草、医方和成药等方面考证了古代波斯医学、阿拉伯医学与古希腊医学的亲缘关系。鄢良等则在《亚太地区传统医药概述》[7] 中把希腊-阿拉伯医学与中医学和印度医学并列为三大世界传统医学,并认为它吸收了中医学和印度医学的部分内容,并影响了"印度 Unian 医学、藏医学和维吾尔医学"[1]。

(二) 新时代的合作和友谊

作为首个与中国签署共建"一带一路"的欧洲发达国家,希腊在其最困难的经济危机期间得到了中国的大力帮助,习近平总书记指出:"在对方困难和需要时守望相助,结下深厚友谊。"两国建立了经贸和文化的全方位合作和交流,中远海运集团投资的比雷埃夫斯港项目成为"'一带一路'的标志性项目"[8]。2019 年 4 月希腊加入了中

国-中东欧国家“16+1”合作，2021年9月，“中国希腊文化和旅游年”在雅典开幕。两国文化在众多领域开展了交流，尤其在古天文成就的展览和文学、语言方面的交流为中医药文化的传播培育了土壤。

1. 天文学和医学 2017年，即“中国希腊文化交流与文化产业合作年”，中国在“中国古代科技展”[9]上向希腊民众呈现了中国古代的天文计时展品；2018年9月，希腊在故宫举办了“爱琴遗珍——希腊安提凯希拉岛水下考古文物展”[10]。展出的安提凯希拉天体仪[6]，可以显示一年的日期和日月在黄道的位置，演示金、木、水、火、土五星的运行，还能预测日食等天文现象。米歇尔·埃德蒙教授评价其“比蒙娜丽莎更珍贵”[11]。这两个展览分别展现了两国在天文学取得的成就。

中国独特的天文化对中医药文化有重要影响，《内经》曰：“夫自古通天者，生之本。”[12]而天文化的原点，建立在一代又一代人通过“观象授时”——观测、计量、推测、验证和校准总结出来的对天文的认识的基础上。无论是非遗的二十四节气还是中医的五运六气都离不开天文。

在唐代绢画《伏羲女娲图》里，画着人首蛇身，女娲右手执规、伏羲左手执矩的形象。在中国，规与矩本来都是用来测量天体的仪器。而在希腊，圆规和直尺是“几何学”的标志，也是天文学家阿里斯塔克斯用来测量出地球和月亮距离的工具。另外，中国医药的鼻祖伏羲的蛇身，与希腊医药之神阿斯克勒庇俄斯（Asclepius）手里的蛇杖[13]，有着似曾相识的默契。在后世蛇杖融入了WHO的会徽，中国则把杖改为针灸的针，针蛇结合。

2. 文以载道 在中希文学交流史上有两位杰出的学者，一位是希腊作家尼科斯·卡赞斯基[1]，一位是中国翻译家和学者罗念生[8]。卡赞斯基二访中国，写了《旅行：日本-中国》，把中国介绍给西方，他说：“当你揭开一个希腊人时，会发现里面有一个中国人；当你揭开一个中国人时，会发现里面有一个希腊人。”罗念生三访希腊，翻译了大量古今希腊作品，获得了希腊雅典科学院颁发的“最高文学艺术奖”。

到2018年，中国有三所大学——上海外国语大学、北京外国语大学和广东外国语大学设立了希腊语专业。雅典大学从1992年开始开设汉语课程，近几年，汉语学习成为希腊人的时尚，希腊文化部长都表示要学习汉语[14]。至2019年，希腊华人已超过3 000人，他们开办的民间汉语学校中规模比较大的有雅典中文学校（设有幼儿部和小学部）、希腊华侨中文学校（雅典）和萨洛尼卡市中文学校等。此外，希腊人创办的教授汉语的语言学校就更多了。2019年4月，雅典的艾弗索达克斯书店设立了“中国书架”[15]，向希腊介绍中英文的中国出版物。

三、岐黄之术，融通四海——中医在希腊

（一）中医传播

2019 年 5 月 25 日，第 72 届世界卫生大会审议通过了《国际疾病分类第十一次修订本》，中医药被正式纳入国际疾病分类。对此希腊多家媒体在第一时间做了报道，中医和传统医学一时成为新闻热点。

事实上早在 20 世纪 70 年代，就有少量的希腊医生在伦敦、维也纳、罗马和慕尼黑等地院校接触到了针灸，但只有少数人从事针灸治疗，雅格斯・卡拉比斯医生在 1973 年成立了希腊第一家针灸研究和应用中心。20 世纪 90 年代，学习中医的队伍进一步壮大，有一些非医学专业的人员加入了针灸行业，而且除了去欧洲留学，还有少量人直接选择了赴中国留学，主要在天津中医药大学、北京中医药大学和上海中医药大学等。他们回国后在一些大城市开设了针灸诊所，逐渐出现了几所中医学校。进入 20 世纪后，尤其是随着民众对针灸的了解和接受，中医进入前所未有的高速发展时期。

亚历山大・提力克提斯（Alexandros Tilikidis）是第一批赴中国学习中医的希腊医生之一。2004 年他在雅典开办了古希腊医学与传统中医学学院（Academy of Ancient Greek and Traditional Chinese Medicine），并和天津中医药大学签订了联合培养协议。该学院设置了针灸、中药、推拿和古希腊医学课程，在连续 15 年里培养了近百名毕业生，他还出版了有关中医理论、针灸和中药的教材，在希腊大书店都能买到。笔者于 2018 年 8 月初参观了他的集医疗、教学和出版为一体的学院。他告诉笔者，在学习中医后，他发现自己能更好地理解古希腊医学了。他认为古希腊医学与中医有着某种亲缘关系，并在中医的帮助下尝试着研究和恢复古希腊医学。

据希腊中医学会（Hellenic Society of Chinese Medicine, HSCM）会长雅尼・迪米特里奥（Ioannis Dimitrious）介绍，目前已经有 500 多人在希腊从事中医职业，但希腊还没有相关明确的立法规定，也没有资质认定考核标准。他所在的希腊中医学会成立于 2003 年，目前有会员 68 名，其中针灸中医师 8 名，获得针灸证书的西医师 6 名。学会致力于推动希腊政府制定相关法规，保障会员的权益和提高学术水平等，并于每年举办中医针灸研讨会和教育培训等活动。

目前在希腊比较知名的中医学校和组织还有东方医学艺术、自然健康科学和国家针灸戒毒协会[9]等。此外在雅典和萨洛尼卡的医学院附属医院也有针灸门诊，主

要治疗项目是疼痛、肥胖和戒断等。根据希腊电话目录黄页和网站的资料，笔者将2019年9月前公开的针灸师的分布地点和人数整理成表格(表1-1)，可以看到公布的针灸师共计235人，少于雅尼会长统计的数字，可见近一半的针灸师还未在电话黄页或网站上公开。

表1-1 希腊针灸师的数量和分布

地 点	人数(人)
雅典	112
塞萨洛尼卡	63
帕特拉	6
伊拉克利翁	10
拉里萨	7
埃特劳卡尼亚州(迈索隆吉翁)	4
艾维厄岛	5
马格尼西亚州(佛洛斯)	5
塞雷	5
伊利亚州(皮尔戈斯)	10
十二群岛	3
福特俄提答州(拉米亚)	5
总计	235

(二) 重大中医药会议和活动

1. *在希腊的世界针灸学会联合会大会* 2018年4月在雅典召开了“世界针灸学会联合会‘一带一路’中医药针灸风采行希腊站暨2018希腊中医药大会”[16]，由世界针灸学会联合会主办、希腊中医学会承办，以“中西医学结合”为主题，世界针灸学会联合会、欧洲中医联合会主席和中希政府高层官员等出席了大会，还举办了“印象中医”大讲堂、人类非物质文化遗产“中医针灸展”及“世界针灸学会联合会辉煌三十年图片展”等。这是第一次在希腊举办世界级别的中医会议，具有重要意义。

2. *雅典首个中医药中心的建立* 2019年4月在中国合肥签署了“安徽中医药大学雅典中医药中心”合作协议和第一附属医院生殖技术合作协议[17]。2019年12月

18日，由安徽中医药大学和希腊国际健康旅游中心合作建立的雅典中医药中心宣布正式成立[18]，该中心对确定中医在希腊地位和探索中希医学合作模式都具有重要作用。

3. 在希腊的中医养生文化展 2019年6月，在希腊马鲁西市举办了"中医养生文化展"[19]。主办方主要是上海中医药大学、上海中医药博物馆和雅典马鲁西市政府，通过展品、讲座和体验等方式分别从经络、运动、环境和饮食养生四个方面介绍了"中医养生文化"。体验项目有制作香囊和艾条、品养生茶和通过现代智能仪器设备学习穴位、中药本草和脉象等。

4. 同心挚友送中药 自2019年年底以来，一场将对人类历史产生深刻影响的疫情——新型冠状病毒肺炎(COVID-19)仍然在延续着。2020年1月31日，WHO将其列为国际关注的突发公共卫生事件(PHEIC)。在疫情初期，当中国抗疫形势严峻时，希腊各界积极援助，截至2020年2月9日，希腊捐赠并抵达中国的物资共有9批。而当希腊的疫情形势急转直下时，截至2020年7月9日，有20多批中国对希腊的救援物资以包机的形式抵达了希腊。2020年3月21日到达雅典机场的首批物资上印着中希两国文字"执手相携，挚友同心(Φιλία εστί μία ψυχή εν δυσί σώμασιν ενοικουμένη)"[20]。在这些物资中就有抗疫中药，主要是有益气固表、滋阴润肺、扶正祛邪作用的预防颗粒冲剂[21]，适用于免疫力低下、呼吸系统易感的人群以及奋战在抗疫一线的人员。在危难时刻，中医药是雪中之炭，也是增进两国同心友谊的使者。

（三）在希腊山庄的义诊

2019年暑期，笔者在希腊西北部山庄丽贝纳村走进几户村民的家进行了义诊。20世纪中叶丽贝纳有居民近千人，随着城市化的发展，现在只有不到七户人家，选择这里主要是希望把中医能传播到这样偏僻且就医不便的地方，并做调研。

这次主要进行针灸治疗，四名村民患者年龄都较大，平均年龄在73岁左右，都是第一次接受针刺治疗。一例驼背兼腰腿痛，一例肩功能受限，一例膝盖痛，还有一位是卧床十年的中风后遗症患者。通过一次或两次的治疗，村民疼痛的症状基本上得到了缓解。中风患者在第一次治疗后可以稍微活动十年没有主动活动的右肢，但由于常年卧床，体质比较虚弱，加上针灸后当晚原来失去知觉的肢体感受到剧烈的疼痛，因此非常恐惧针灸反应，就没有再做第二次治疗。

虽然案例数量不多，但是通过这次义诊，笔者跟希腊的患者有了直接的接触，发现他们的体质总体上比中国人更为敏感，针灸的刺激量更小，疗效更为显著。

此外，患者们和家庭成员还回答了笔者的调研问卷，出乎笔者意料的是，他们对中医,特别是针灸都有耳闻,而且都能列举出几个他们熟悉的接受过针灸治疗的亲友。除了一例外,他们都对针灸治疗持积极的态度。他们希望更多地了解中医,尤其是了解针灸后可能会出现什么情况,以确认中医治疗不会给他们带来负面的作用。

从这次义诊中,笔者不仅积累了临床经验,而且了解到中医正在进入希腊人的生活,增加了笔者对中医国际化的信心和投入中医药文化传播的决心。

四、结语

综上所述,本文认为希腊文化和中国文化是相通的,正如习近平总书记在 2019 年 11 月访问希腊时所作的文章《让古老文明的智慧照鉴未来》中所说:“伟大的古老的文明都是相似的。”中希文化和中希医学在古丝绸之路和新时期“一带一路”上都有着密切的交互汇通。中希在古天文、文学和语言等领域的交流,尤其是当下希腊的汉语热对中医药文化传播有着积极的作用,而且中医的传播还有助于希腊人重新认识古希腊医学。在新型冠状病毒肺炎疫情中,中医药成为了两国友谊的使者,但是这还远远不够,中医药要进一步融入希腊的医疗和生活,还需要更多的努力。从相通到互通到融通,希望此文能增进中国有关方面对希腊文化、古希腊医学、中希交流和中医在希腊的发展情况的了解,引起对希腊研究的兴趣,从而促进中医药在希腊和以希腊为源头的西方世界的传播。

参考文献

[1] 希波克拉底. 医学原本[M]. 李梁,译. 南京:江苏人民出版社,2011:18.

[2] 希波克拉底. 医学原本[M]. 李梁,译. 南京:江苏人民出版社,2011:239.

[3] 希波克拉底. 医学原本[M]. 李梁,译. 南京:江苏人民出版社,2011:201.

[4] 希波克拉底. 医学原本[M]. 李梁,译. 南京:江苏人民出版社,2011:203.

[5] 郭靄春. 黄帝内经素问校注[M]. 北京:人民卫生出版社,2013:756.

[6] 宋岘,周素珍.《回回药方》与古希腊医学[J]. 西域研究,1994(2):28-42.

[7] 鄢良,孔丹妹,陈姝婷,等. 亚太地区传统医药概述[J]. 亚太传统医药,2005(8):14-52,76-79.

[8] 商务部. 对外投资合作国别(地区)指南(2021版)——希腊 [EB/OL]. [2022-01]. http://www.mofcom.gov.cn/.

[9] 陈占杰,刘咏秋. 中国古代科技展在希腊揭幕[EB/OL]. [2017-09-22]. http://www.xinhuanet.com//world/2017-09/22/c_1121707510.htm.

[10] 刘晃. 故宫展出350件爱琴海沉船文物[EB/OL]. [2018-09-15]. http://m.xinhuanet.com/bj/2018-09/15/c_1123433577.htm.

[11] 宁晓玉. 神奇的古希腊天文计算仪——安提凯希拉装置[J]. 科学文化评论,2010,7(2):125-127.

[12] 郭靄春. 黄帝内经素问校注[M]. 北京:人民卫生出版社,2013:26.

[13] 樊荣. 医学的标志——蛇杖[J]. 中国医学人文,2015,1(5):33-36.

[14] 石若宇. 希腊文化部长:我要开始学中文[EB/OL]. [2017-09-20]. http://www.china.com.cn/news/2017-09/20/content_41618422.htm.

[15] 李晓鹏,于帅帅. "中国书架"落户希腊百年书店[EB/OL]. [2019-03-20]. http://www.sohu.com/a/304825008_267106.

[16] 世界针联信息中心. 中西医学结合,共建"一带一路"——世界针联"一带一路"中医药针灸风采行希腊站活动报道[EB/OL]. [2018-04-26]. http://www.wfas.org.cn/news/detail.html?nid=1097&cid=24.

[17] 张磊. 我校与希腊签署"安徽中医药大学雅典中医药中心"合作协议[EB/OL]. [2019-04-22]. http://www.ahtcm.edu.cn/2019/0422/c1269a69518/page.htm.

[18] 希腊雅典中医药中心举行开业仪式[EB/OL]. [2019-12-23]. https://zhongyi.gmw.cn/2019-12/23/content_33421396.htm.

[19] "中医养生文化展"亮相希腊展现中国传统文化魅力[J]. 中医药文化,2019,14(4):1-2.

[20] 患难与共,挚友同心——中国捐助抗疫物资抵达希腊[EB/OL]. [2020-03-21]. https://world.gmw.cn/2020-03/21/content_33671839.htm.

[21] 希腊华社向华人同胞分发防疫中药冲剂[EB/OL]. [2020-04-23]. http://tv.cctv.com/2020/04/23/VIDEkckMHnpxWBXABL5D4Mzm200423.shtml.

“一带一路”背景下岭南中医药文化对外传播策略探讨

刘思琳

中医药文化是中国古代科学的瑰宝，凝聚着深邃的哲学智慧和中华民族几千年的健康养生理念及其实践经验，是中华民族的“国粹”。2016 年 12 月 25 日颁布的《中华人民共和国中医药法》让“国粹”发展有了“国法”支撑，将促进中医药发展的方针政策上升为国家意志。举一纲而万目张，国家层面的配套规章制度也相应完善，《中医诊所备案管理暂行办法》等文件陆续出台，进一步激发了中医药事业发展的潜力与活力。

“一带一路”倡议是中国在新的历史条件下提出的重大国际合作倡议，并且已经从一国主张上升到被写入联合国文件，应者云集、持续扩容，这一倡议的提出展示了中国积极构建人类命运共同体的诚挚初心，同时也为中国中医药文化对外交流与传播提供了难得的机遇[1]。

广东省中医药界顺势而为，在“一带一路”的时代背景下，参照粤港澳大湾区发展规划，一方面坚持中医药健康养生文化创造性转化，在全省营造“信中医药、爱中医药、用中医药”的文化氛围，增强中医药文化自信的“底气”；另一方面，建设助力中医药走向世界的高水平、高科技载体和平台，如横琴粤澳合作中医药科技产业园等，形成中医药走出去的昂扬“锐气”。由此可以预见岭南中医药文化走出去的美好明天。

一、岭南中医药文化对外传播历史略要

“使者相望于道，商旅不绝于途”，古老丝绸之路，见证亚洲文明交流合作的步伐。回望古代海上丝绸之路，岭南地区利用其独特的区位优势和商业文化传统，成为进口药材的主要转输地[2]。自汉代始建海上丝绸之路，南海主要交易的是琉璃、珍珠、琥珀、香药、犀角、象牙、异物之类。其中珍珠、琥珀、香药、犀角先后都成为中国的重要药材[3]。随着海运的发展，唐代广州已成大港，外贸极为兴盛。据《宋史》记载，“大食

蕃客罗辛贩乳香直三十万缗”，可见当时贸易额之巨大，广东包括药材在内的对外商业贸易是一片繁荣景象。同时，岭南自身的药材资源也十分丰富，化橘红、广陈皮、阳春砂仁等都是极具岭南道地特征的中药材，因此岭南的药业经济发展良好，在清代还出现了“药业八行”的行业组织。近代，大量华侨出国也进一步带动了岭南地区医药产品对外贸易的发展，中华人民共和国成立前广东和香港两地仅丸散出口即可达千万港元之多。今天，伴随着全球化的进程，“一带一路”沿线各国更加紧密地团结在一起，让岭南中医药文化之花在世界文明百花园中盛放。

二、“一带一路”背景下岭南中医药文化对外传播的对策

在国家“一带一路”倡议的顶层设计下，基于岭南中医药文化对外传播的悠久历史，引导构建多层级的岭南中医药文化传播主体，依托粤港澳大湾区高校中医药人才优势及海外机构，深入发掘中医药宝库中的精华，充分发挥中医药文化的独特优势，打造岭南中医药文化国际品牌，推进中医药现代化进程，推动中医药走向世界。

（一）强化顶层设计，宏图伟略引领振兴发展新征程

“一带一路”倡议和国家《中医药健康服务发展规划（2015—2020 年）》《中医药发展战略规划纲要（2016—2030 年）》分别从对外和对内政策两个侧面明确表达了要与沿线国家扩大在中医药领域合作的意志[4]。《关于实施中华优秀传统文化传承发展工程的意见》的出台，加强了对传统医药的研究阐释、活态利用，进一步支持中医药等中华传统文化代表性项目走出去[5]。这些政策为今后中医药国际合作和岭南中医药文化的对外传播指明了方向。

广东省先后出台《广东省中医药健康服务发展规划（2016—2020 年）》《关于中医药文化推进计划（2017—2020 年）的通知》，进一步以国家利益为导向，依托粤港澳大湾区，构建开放型经济新体制，推动贸易和投资自由化、便利化。其将继续延续中国进出口商品交易会、博览会等合作共享平台，打造更多更高水平开放平台，促进区域经济进一步开放、交流、融合，在数字经济、人工智能、大数据等领域培育合作增长点，实现“互联网 + 中医药”合作发展的精准医疗模式[6]，助力中医药走向世界。

（二）坚定中医药文化自信，打造岭南中医药文化国际品牌

在中华文化和外来文化的双重滋养下，岭南文化形成了务实求新、开放包容的鲜明特征，刘斯奋则把岭南文化的价值取向概括为“不拘一格，不定一尊，不守一隅”[7]。概而言之，岭南文化的实质是“以实利为导向，以和合为旨归”，这根源于“和而不同”

的中华传统文化的精髓，又契合了“合作共赢”的西方现代文明理念[8]。这种特质赋予了岭南文化宽厚的包容性和旺盛的生命力，并与“一带一路”特别是“海上丝绸之路”沿线国家和地区的主流价值观相融合，加上目前国家有关中医药的一系列重大政策，是进一步传承和发扬岭南中医药文化的重要契机。

1. **扬老字号品牌之名，提升南药品牌优势** 2008年作为岭南医药文化的一个代表入选第二批国家级非物质文化遗产名录的“潘高寿传统中药文化”，不断改良和升级枇杷露、枇杷膏传统生产技艺，实现了传统老字号的自我革新。广东凉茶作为老字号品牌的代表，“怕上火喝王老吉”的广告语妇孺皆知。2018年11月，王老吉首个海外凉茶博物馆在美国纽约曼哈顿隆重开馆，未来王老吉计划在全球56个城市开设凉茶博物馆，以凉茶文化为媒介，向世界传递中医药文化。同时，广药集团生物医药城白云基地物流项目(Ⅰ期)正在如火如荼地进行中，计划建成粤港澳大湾区医药供应链物流覆盖体系的重要枢纽[9]。让传统老字号从自我革新、文化推广、物流建设等方面推动中医药文化在海外扬帆。

老字号再次“潮起来”，必将带动岭南道地药材的发展。广东省在全国率先颁布实施了《广东省岭南中药材保护条例》，将广陈皮、阳春砂仁、广藿香等具有广东道地特征的中药材列入其中，今后将进一步通过合作开展名优中成药生产南药的研究开发与产业化推广，以及主动协同创新和重点攻关南药基础性、公益性的产业关键技术，进一步打造真、精、美的“时尚中药”，同时发展健康饮料、食品、保健品等衍生品，提升南药的品牌优势。

2. **挖掘岭南中医养生内涵，拓展养生旅游服务产业链** 传统中医的基本理念就是“治未病”，以预防疾病为主。提出“全养生”理念的刘焕兰认为，全养生要贯穿人生命始终，从怀胎十月到临终关怀，要全面把握养生之道[10]。2018年首届广东省中药文化节暨养生健康节的举办，既贯彻落实了《“健康中国2030”规划纲要》精神，同时深入挖掘中医药文化的养生内涵，为进一步弘扬岭南中医药养生文化，系统推进岭南中医药养生文化创造性转化、创新性发展作出了良好示范。

另外，岭南地区各省应充分利用自身中医药资源优势，制定中医药文化养生旅游标准体系，联合旅行社推出一批中医药文化养生旅游精品线路，推动中医药健康旅游。在目前已有的罗浮山国家级风景名胜区等19家广东省中医药文化养生旅游示范基地基础上[11]，进一步拓展中医药养生旅游产业链，打造岭南特色突出的中医药旅游品牌，拓展与“一带一路”沿线各国间中医药养生旅游领域的投资与合作，使岭南地区成为亚太地区最具影响力的中医药旅游目的地和游客集散地，组建21世纪海上丝绸之路中医药旅游枢纽[10]。

3. 借青蒿素东风，助力“东方神药”走出去 广东省是首批参加国家“523”抗疟研究的省份，广州中医药大学青蒿研究中心研制出拥有自主知识产权的第四代青蒿素系列复方抗疟药，被列为广东省中医药强省建设重点项目和国家中医药管理局重点对外合作项目。广东青蒿抗疟团队在科摩罗实施以复方青蒿素群防群治、全民服药为主的快速清除疟疾的“中国方案”，已经帮助科摩罗实现疟疾零死亡，这一成效在世界抗疟史上前所未有。数十年来，从东南亚的柬埔寨、越南、印尼，再到非洲的肯尼亚、尼日利亚等多个国家和地区，都留下了广东青蒿抗疟团队的身影，真正实现了“青蒿素抗疟”造福世界。

作为全国最大的中成药生产基地，广药集团一直致力于推进中医药国际化。此前，广药集团专门成立了中国首个中医药发展国际化基金——广药白云山中医药国际化发展基金，用以支持集团旗下名优中药产品的国际化合作等工作。其中，白云山奇星的华佗再造丸已连续十多年位居全国中成药出口前列，并进入了俄罗斯等多个国家的医保。未来广药集团会继续加快在“一带一路”沿线国家的布局，包括与获得诺贝尔奖的学者进行合作等，创新中成药国际化模式，助力更多“东方神药”走出去。

（三）发挥岭南高校中医药人才优势，加强海外推广机构建设

《粤港澳大湾区发展规划纲要》的印发，为岭南中医药走向世界提供了重大利好，也促成了首届粤港澳大湾区中医药传承创新发展大会的圆满召开。今后要进一步整合粤港澳三地高校中医药人才技术力量，优势互补，搭建中医药高端交流平台，同时借助海外留学生资源优势，加强与沿线国家交流和传播中医药文化，提升中医药对经济社会的显示度和贡献率，为世界和人类命运共同体输送中华民族的中医智慧。

目前，广州中医药大学已经联合港澳高校获批教育部中医药防治肿瘤转化医学研究联合实验室、中医药防治免疫疾病粤港澳联合实验室。广东省中医院与澳门大学、香港浸会大学建立了国家中医药管理局粤港澳中医药创新中心，同时与德国富尔达大学附属医院建立战略合作关系，两家医院将在学科建设、人才培养、资源共享、中医传统疗法在德国的推广应用等方面进行全方位的合作。今后将进一步发挥各中医药院校以及暨南大学、南方医科大学等高等院校中医学院和附属医院的优势，争取更多的国内外机构支持，通过加强国际合作促进中医药进一步融入全球视野。

（四）引导构建多层级的岭南中医药文化传播主体，用国际表达讲中国故事

在国家层面上的合作全面铺开的同时，越来越多的社会公众在亲身感受中医药文化的魅力之后，能够使用自己可以获取的传播工具进行中医药文化的再传播。这

种由大众传媒信息传播所产生的“辐射”效应，造就了中医药文化传统受众的角色发生巨大的变化，从而丰富和拓展了中医药文化传播的主体构成。因此，在中医药文化的传承中，应构建政府部门、媒体组织、中医药文化传承人与社会公众多层级的传播主体。粤语作为岭南文化的语言载体，在“海上丝绸之路”沿线国家和地区广泛使用，因此要培养大批优秀的传播人才，特别是语言类人才，将粤语的交流优势转化为文化传播的媒介优势。

中医药“走出去”会遇到各种无法回避的政治意识形态问题，国外民众看待中国的视角和传播心理，也应该成为中医药文化跨文化传播研究的一个重要方面[12]。所以在吸取跨文化传播冲突的经验教训的同时，要在落实、落细上做文章，从中医药文化切入，平衡、客观、细腻地表达，去意识形态，用国际表达讲中国故事，让他们实实在在地感受到中华文化的博大精深，通过传播中医药文化这一“微观”途径去实现中华民族屹立于世界民族之林的“宏观”意义。

三、结语

中医药文化是中医药的主要特征，是中华民族传统文化的代表，更是中医药传承发展的内在动力。岭南地区将在“一带一路”背景下，借助顶层设计激发来自基层的强大发展势能，凝聚服务百姓健康的初心力量，熔铸振兴发展中医药事业的坚强中枢，使中医药文化的潜力与活力充分释放，促进岭南中医药文化的国际传播。同时，岭南中医药文化在国际上崛起必将带动岭南地区的经济增长，促进粤港澳大湾区协同发展，助力“三个支撑、两个走在前列”的愿景早日实现。

参考文献

[1] 刘殿刚,顾赤,毛和荣."一带一路"战略视野下李时珍中医药文化对外传播构想[J].时珍国医国药,2015,26(11):2728-2730.

[2] 郑洪.岭南医药与岭南文化[J].中医药文化,2015,10(5):39-42.

[3] 靳士英,靳朴.岭南医药启示录(续篇八)[J].现代医院,2009,9(8):69-71.

[4] 廖晓键."一带一路"背景下中医药院校对外文化传播交流策略[J].中国继续医学教育,2017,9(7):32-34.

[5] 戴凌靓.哲学诠释学视域下的文化传承工作——解读《关于实施中华优秀传统文化传承发展工程的意见》[J].福州大学学报(哲学社会科学版),2018,32(3):90-94.

[6] YU J. A step forward in precision medicine on "One Belt One Road"[J]. Genomics Proteomics Bioinformatics, 2017, 15(4): 219.

[7] 谭经宇.刘逸生及刘氏文化世家[D].广州:广州大学,2016:35-37.

[8] 季士强."一带一路"中的岭南文化传播:优势与阻力[J].五邑大学学报(社会科学版),2019,21(3):21-23,93.

[9] 谢圣庚,杨林."伞式社会"与"医药航母"广药集团的创立及发展[J].广西经济管理干部学院学报,2019,31(1):49-54.

[10] 杨沛莲,林旋龄,林毓霞,等.广东中医药治未病健康服务产业的发展与对策[J].中医药管理杂志,2014,22(3):39,326-327.

[11] 庞小琼.广东中医养生旅游的五年探索[EB/OL].[2014-09-10]. zyctd.com/zixun/204/12915.html.

[12] 陈力丹."一带一路"下跨文化传播研究的几个面向[J].江西师范大学学报(哲学社会科学版),2016,49(1):69-73.

浅谈滇南中医药在“一带一路”中的国际化前景与挑战

卿越雷

一、滇南的地理环境、位置和中药资源情况概述

(一) 滇南的地理位置和自然环境情况

“滇南”即中国云南省的称谓。因其地处中国西南边陲,古时将这一地区称作“滇”。故此将云南称作“滇南”。它东与贵州、广西相连,北靠四川,西北毗邻西藏,西与缅甸接壤,南部与老挝、越南为邻。由于地理位置的原因,百年前的云南作为与英法殖民地接壤的地区,率先接触了当时世界的先进文化,成为一个颇为开放而多彩的省份。因此在某种意义上来说,云南“开放”的历史相对于沿海地区来说并不算太晚。当时的云南作为中国西南地区中唯一可以与英、法两国接触的内陆地区,既是大的消费市场(例如洋布等),又是重要的原料产地(例如各种有色金属原料矿和宝石)。英、法商民纷至沓来。自此云南工商业经济开始蓬勃发展起来。同时外国商人在经济利益的驱使下又在云南修通了“滇越铁路”这条物资运输线。滇越铁路建成通车后数年内,这条交通动脉就承担了云南省85%以上的出入货物运输任务。马帮、木船等落后的运输方式渐渐被淘汰,而沿线城市也随着铁路的运行变得日渐繁荣。而修筑于抗战时期的第二条物资运输线——滇缅公路主要是为了保证日军封锁东南海岸线时仍然保持外援物资能畅通运输。但这条路同样也起到了商业交通的作用,通过这条生命线,大量物资源源不断地运到大后方,承运公司业务也日渐火爆,公路的终点昆明则迅速发展成了繁忙的国际化城市。由此可见云南的地理位置决定了其从百年之前到今日都承担了中国的西南大门的角色,既向外输出,也向内输入。尤其是今天,云南更是承担了与南亚、东南亚各国政策沟通、设施联通、贸易畅通、资金融通、民心相通,共建“一带一路”和构建人类命运共同体的重要角色。

云南地势西北高东南低,自北向南阶梯状下降,属于山地高原地形。地形以元江

谷地和云岭山脉南段宽谷作为分界线，分为东、西两大地形区。东部为滇东、滇中高原，是云贵高原的组成部分，表现为起伏和缓的低山和浑圆丘陵；西部高山峡谷相间，地势险峻，形成奇异、雄伟的山岳冰川地貌。云南省地跨长江、珠江、元江、澜沧江、怒江、大盈江六大水系。云南气候大部分属于亚热带和热带季风气候，滇西北属高原山地气候。因此云南独特的自然环境条件决定了云南地区丰富的动植物资源分布。

（二）滇南的中药资源及其分布情况

云南野生药材资源丰富，药用植物占全国总数的51%，居全国首位。丰富多彩的药物就蕴藏在群山峻岭之中。据普查统计，云南共有天然药物资源6 559种[1]。云南省可分为昆明市、曲靖市、玉溪市、昭通市、保山市、丽江市、普洱市、临沧市、德宏州、怒江州、迪庆州、大理州、楚雄州、文山州、红河州、西双版纳州共16个州市。依据对《云南药用植物名录》《云南民族药志》以及《云南重要天然药物》的统计[2]，各地药用植物分布情况如下所述：昆明市境内共分布着738种药用植物；曲靖市境内共分布着754种药用植物；玉溪市境内共分布着824种药用植物；保山市境内共分布着1 005种药用植物，是云南省药用植物分布最多的市州；昭通市境内共分布着338种药用植物；丽江市境内共分布着783种药用植物；普洱市境内共分布着791种药用植物；临沧市境内共分布着806种药用植物；楚雄州境内共分布着695种药用植物；红河州境内共分布着915种药用植物，是云南省药用植物分布种数第二多的市州；文山州共分布着738种药用植物；西双版纳州共分布着450种药用植物；大理州共分布着736种药用植物；德宏州共分布着317种药用植物；迪庆州共分布着353种药用植物。

由于各种药用植物对环境和生长条件的要求不同，加上云南各地海拔及纬度状况的不同，导致其独特复杂的生态环境，因此各州各市药用植物分布状况均有差异。但通过对数据的比对不难看出，滇西和滇东南即保山市、红河州等地区所分布的药用植物种数较多，而滇东北和滇南即德宏州、迪庆州等地区分布的药用植物则较少。总的来说云南药物分布丰富，且各有其地域特色，很多药用植物仅存在于相应地区。例如，云南堇菜、白芷两种药用植物在云南的分布区仅为大理州境内；又或紫花丹参、丽江黄芩、毛叶重楼、狭叶百部、连珠白芨、佛掌参等44种药用植物在云南省的分布区仅为丽江市境内。因此云南的药用植物不仅资源丰富，且在全国药用植物资源中占据不可撼动的独特地位。

二、滇南的中医药历史及主要学术流派

滇南地区的中医药历史较为久远丰富，其中比较有影响的医家及医学著作当属

兰茂及其撰写的《滇南本草》《医门擥要》。兰茂，字廷秀，号止庵，云南嵩明杨林千户所石羊山人。兰茂是云南历史上一位著名的中医药学家，他出生于明代初期，当时社会安定，小农经济有所发展，工商业日趋繁荣，交通发达。兰茂所居的嵩明杨林，是云南的一个驿站，交通方便，信息较为灵通，且林木茂密，风景清幽，背靠岳灵山，这形成了兰茂从事医药活动的良好条件。兰茂 20 岁至 40 岁在滇中进行医药活动，遍访滇南各地的名山大川采集草药，行医救人，并积极向彝族、白族、傣族等少数民族医生求访民族医药经验。据相关文献显示，兰茂在明永乐丁酉年(1417 年)至正统丙辰年(1436 年)，主要是以嵩明杨林为中心，遍访云南南部诸山川河流，采药行医，并于明正统六年(1441 年)，终于完成了《滇南本草》和《医门擥要》两部著作[3]。《滇南本草》早于李时珍所著《本草纲目》140 余年，其载药 485 种、附方 710 多个，为中国价值和影响较大的地方性药学著作，是中国仅有的四部区域性本草书中比较完备、较为实用的一部。临床中许多常见的中药都始载于《滇南本草》，例如可用于各种出血症的常用止血药物仙鹤草，以及常用于治疗脑血管后遗症的灯盏花等。书中除了对草药的记载外，对花卉、水果甚至牛奶的药用价值都有记载，例如樱桃、蒲公英可入药等。同时《滇南本草》中也记载了不少来源于民族医药的药材，如来自彝族医药的滇重楼、滇黄精、滇龙胆、云黄连、金荞麦等。《医门擥要》分为上、下两卷，论脉法浅显易懂，专病专方，治疗切中滇人病情特性。书中治则突出扶正固本，防微杜渐。对于西南边疆因地制宜，用药也颇具特色。如云南地高水寒，兰茂强调了“附子无姜不热”说[3]。这也为在云南地区普遍大量使用附片来治疗多种内伤外感疾病，提供了重要的临床理论依据。

于近代来看，滇南医学流派主要说的是四大名医“吴佩衡”“戴丽三”“姚贞白”“康诚之”及其形成的医学流派。现今较为出名的为姚氏妇科流派和吴氏扶阳流派。姚氏妇科治疗妇科疾病强调立法之际不骤补，不猛破，不过用寒凉，不偏于辛燥，从阴阳气血整体出发，以温宫养血，调益冲任，枢转气机见长[4]。吴氏扶阳流派创始人吴佩衡对中药附子的临床应用研究炉火纯青，独具特色。他对疑难危急重症的治疗胆识过人，力挽沉疴，救治了大量疑难危重患者，深得广大同道及患者的敬重，获赠“吴附子”的雅号。吴氏扶阳流派尊崇张仲景“温扶阳气”的治疗大法，对于人身需当保存元气的重要意义理会深刻，主张对阳虚阴寒证的治疗必须抓住温扶先天心肾阳气这一主要环节，方能获得阳复阴退、克敌制胜的效果，从而形成了独特的学术流派。

习近平总书记指出：“文化自信是一个国家、一个民族发展中更基本、更深沉、更持久的力量。”云南地区丰富的中医药文化底蕴和富有临床疗效及地域特色的医学流派为中医药通过祖国的南大门“云南”走出国门提供助力，使其成为辐射南亚乃至东南亚的中医药文化输出中心；为拉动云南地区经济增长，提升中医药在南亚、东南亚的影响力提供重要保障，也成为其坚强的后盾与不竭的文化动力源泉。

三、滇南在中医药国际化中的机遇与挑战

2015 年中国发布了《推动共建丝绸之路经济带和 21 世纪海上丝绸之路的愿景与行动》，标志着“一带一路”倡议的正式提出。同时《国务院关于扶持和促进中医药事业发展的若干意见》和《中医药对外交流与合作中长期规划纲要(2011—2020 年)》进一步将中医药海外推广工作提升至国家行为，中医药将参与“一带一路”建设，与“一带一路”沿线国家开展中医药交流合作[5]。“一带一路”倡议提出后，云南省又召开了中医药发展大会，会议明确提出：着力繁荣中医药文化，进一步培育弘扬中医药文化，使中医药文化代代相传，并推动中医药“走出去”，加强与南亚、东南亚和其他地区间的中医药学术交流与合作[6]。2016 年 4 月，云南省出台了《关于着力推进重点产业发展的若干意见》(以下简称《意见》)。《意见》指出，云南省将着力推进生物医药和大健康产业、旅游文化产业、信息产业、现代物流产业、高原特色现代农业产业、新材料产业、先进装备制造业、食品与消费品制造业 8 个重点产业发展[7]。2018 年 1 月 27 日上午，云南省第十三届人民代表大会第二次会议在昆明开幕，云南省省长阮成发在会上作政府工作报告。报告指出，2019 年，云南要持续打造世界一流的“三张牌”(即绿色能源、绿色食品、健康生活目的地)。就国家层面与地方发展计划来看，云南的中医药事业迎来了发展的大好时机。云南的中医药事业不仅在“大健康产业”和“健康生活目的地”上大有作为，甚至可以乘着“一带一路”的快车辐射至南亚、东南亚的周边国家。例如在国家中医药管理局中医药国际合作司国际合作专项的支持下，由云南中医药大学承建的中国缅甸中医药中心于 2019 年 8 月 27 日在缅甸第二大城市曼德勒揭牌。该中心的成立，不仅能够推动中方与缅甸卫生部、高校及相关科研院所的合作，加强中缅两国在传统医药领域更多的务实合作与交流，让更多缅甸民众了解、认可、接受、使用和推广中医药，推进中医药国际化发展，更融入了国家“一带一路”倡议。2019 年 9 月 4 日至 9 月 7 日，第九届大湄公河次区域传统医药交流会在越南河内召开。会议达成了几项共识：一是要继续深度开展双边多边合作；二是加强经验的分享、数据的共享，进一步深化大湄公河次区域传统医药的合作机制。由此可见地理位置优越、药物资源丰富、中医药文化底蕴深厚的云南正乘着“中医药发展”的大好春风，由内向外，立足省内，辐射至南亚、东南亚地区。

虽然发展形势大好,但滇南医药乃至中医药走出国门仍面临着不少挑战。笔者认为主要有以下几点值得我们思考和研究:一是国际化发展中的政策法规壁垒。张氏等认为云药国际化的政策法规壁垒主要包括绿色贸易壁垒盛行、国际统一标准缺乏、注册申报程序复杂、云药法律保护机制滞后国际发展[8]。其对策主要有:建立反贸易壁垒服务体系,技术标准与专利相结合,充分利用各国药品简化注册程序,实施符合自身实际的专利战略,重视中医药民族医药文化输出。二是需要继续加强顶层设计。中医药文化对外传播面临"身份""标准""知识产权"三大难题。因此各级政府职能部门要在新形势下,抓紧制定既能解决中医药文化对外传播三大难题,又适合云南省情的中医药对外交流与传播的中长远规划。三是需要加强对外品牌打造。中医药文化"走出去"必须依靠一定的实体,其中中医药企业扮演的角色不可替代。据中国医保商会 2018 年 3 月的统计数字显示,按出口金额排名,在 2017 年中药出口 20 强企业的名单上,只有一家以生产食品添加剂、植化原料和天然色素为主的云南本地企业(云南瑞宝生物科技股份有限公司)上榜。这与云南中医药资源大省的现实存在巨大反差[9]。

随着近些年来中国国力的强盛与文化软实力的输出,中医药国际化已成为近期的热点内容。同时中医药国际化也是一把双刃剑,用之恰当的话不仅可以增强中医药文化的影响力,还能够促进中医药的发展。如果不慎,则有可能葬送来之不易的中医药事业发展的大好时机。因此我们需要在把握机遇的同时,迎接并积极应对中医药发展中的困难和挑战。这也是我们作为中医人肩上义不容辞的责任。

参考文献

[1] 朱兆云. 云南天然药物图鉴[M]. 昆明：云南科学技术出版社,2007：5-6.

[2] 杜莹. 云南省药用植物资源分区及开发的初步研究[D]. 昆明：云南师范大学,2014：14-27.

[3] 翟昌礼,郭美全,李兆祥. 兰茂生平初探[J]. 云南中医学院学报,1988(4)：43-47.

[4] 孙慧明. 当代中医学术流派传承研究[D]. 济南：山东中医药大学,2015：55.

[5] 国家中医药管理局. 中医药文化建设“十三五”规划[N]. 中国中医药报,2017-01-13(3).

[6] LIU DG, MAO HR. One belt and one road strategy: opportunities for international communication of traditional Chinese medical culture [DB/OL]. [2015-01-28]. ChinaDaily: http://www.chinadaily.com.cn/culture/2015-01/28content_19430421.htm, 2015-01-28.

[7] 黄莺,章涤凡,张晓燕,等. “一带一路”战略下兰茂中医药文化资源开发与思考——从文化学和文化地理学的视域说开去[J]. 西部中医药,2016,29(8)：49-51.

[8] 张晓燕,邱勇,章涤凡,等. “一带一路”战略下云药国际化发展的政策法规壁垒及对策分析[J]. 中国医药导报,2017,14(6)：176-180.

[9] 马静. “一带一路”战略背景下云南中医药文化对外传播刍议[J]. 边疆经济与文化,2018(7)：31-32.

中医药的媒介框架：2000年以来《人民日报》中医药报道的框架分析

吴金城　方廷钰

一、研究背景

中医药在现代医学看来是一个颇具争议的存在，但21世纪以来，中医药迎来了广阔的发展机遇，逐渐成为中国各级医疗体系中不可或缺的组成部分。中医药的发展也得益于中国对复兴中国文化遗产，古代医学传统及其独特诊疗体系所做出的巨大努力。过去20年，中医领域涌现了许多突破性进展，缩小及弥合了中医研究和临床间的差距，中医药在公共领域也焕然一新。在中国社会乃至国际社会，中医所做出的贡献得到了广泛认可，但中医药作为公共领域的一大议题，一系列问题仍然没有得到解答。中国公众如何看待中医药及其在21世纪的快速发展？中国公众对于中医药的认知或某种看法为何存在，甚至广泛存在？关于中医药的媒体报道为中国读者提供了认识中医的窗口，也为我们揭示舆论之于中医药的具体形态、特点和演变提供了关键材料和线索。更重要的是，这些材料包含了这个时期中医药主题报道所蕴含的各类媒体议程，其中包含了各项内部与外部的属性和信息。本研究在框架分析的指导下，选取与文本和内容研究相关的理论、原则和方法，选择中国主流新闻机构《人民日报》作为研究中医药特定新闻报道的有效来源。本研究的主要目标是揭示2000年以来中医药媒体报道的不同新闻框架，即选取2000年至2018年产生的报道样本。此外，本研究亦将详细讨论各框架与其他可能媒体议程间的互动关系，探讨中医药媒体议题在当代中国背景下的发展和演变，及其对公众在认识中医药的过程中可能产生的影响。

二、中医药主题新闻报道研究

在媒体传播研究领域，对有关中医药主题新闻报道的研究呈现以下两种模式：第一种模式为中医药新闻报道的现状研究，在于揭示中医药在国内或国际大众媒介中(主要是纸媒)的概况，如报道在呈现度和报道量上的现状。相关文献如《北京市报纸中医药传播的现状分析》[1]和《屠呦呦媒介形象建构》[2]。另一种模式在前者的基础上(研究目标之一也是揭示中医药的现状)进一步探究这种现状是否合理，主要途径是揭示隐藏在中医药报道叙事中的话语构型和权力结构。大体上，前者使用的研究方法包括数据库检索、计量统计、可视化分析等；后者的研究方法包括文本、主题、话语或语义分析等。若该研究在实证范式下展开，通常会采用语料库统计，数据库检索等手段，相关研究包括美国媒体中医药报道话语分析[3]和中医药报道现状及话语倾向性研究[4]。总的来说，随着中医药成为中国医疗实践中不可或缺的一分子，中医药得到的媒体关注和曝光也逐渐增多。因此，有关中医药主题的新闻报道研究得到的学术关注度呈逐年上升趋势。

然而在这一特定的研究领域中，以上提到的现有研究关注重点主要回答了以下两个问题：① 中医药报道的现状是什么？② 这种现状(在某特定条件下)是如何呈现的？比如，发生在特定事件后的中医药报道研究[2]；或采用了特定的研究视角，如语料库语言学[3]。在回答现状是什么(What)这个问题上，相关研究通常呈现中医药报道在统计层面的特点[1-4]，然而致力于回答现状怎么样(How)问题的研究通常在语义或话语层面展开论述，其目的之一在于呈现其文本的表意特点，比如，某一话题的语义韵特征；或者，若进行对比研究，呈现不同文本在语义层面的差异[3, 4]。

与上述研究的关注点略有不同，本研究的主要目的在于为纸媒中的中医药报道现状提供一种理论上的解释。因此，本研究回答的问题主要包括：① 为什么关于中医药的报道是以其现有的模式呈现的(探究组织话语的文本策略)？② 为什么其新闻叙事能够塑造、重塑和影响公众对于中医药的看法(探究新闻议程和公众认知间的互动关系)？在回答这两个"为什么"(Why)问题时，本研究尝试将"框架分析"，这一在内容分析领域内广泛使用的方法，或研究视角带至本研究的方法论中心。该研究视角发轫于社会学，用于解释人们为什么对社会的客观现实存在固定的心理感知。它最早由社会学家高夫曼在其著作《框架分析：论社会经验的组织方法》一书中提出，这本书汲取的理论资源主要包括元传播①理论和归因理论[5]。框架理论建立在社会-认知的视角上，启发了人类传播研究的一些新趋势。就其认知取向而言，相关学者关注大众媒体机构，尤其是新闻业中文本生产过程，主要途径是考察其编辑策略和内

① 元传播：即人们为了传播而进行的传播行为，包括对所传递符号的定义及其诠释规则的约定。

容制作。关于其社会学研究取向,相关研究主要关注文本在大众传媒中的有效性,主要评估方式是探究在何程度上框选效应(framing effect,也被译为框架效应)得以形成以及在何种程度上受众框架得以塑造。值得注意的是,一系列的效果评估理论,例如,议程设置理论也被运用在框选效应的评估中,原因在于框选效应被视为第二级的议程设置[6]。

框架识别还是框架效应的研究在认识论上有较大差异[7]。然而,毕绍普(Bishop)指出,无论是定量、定性还是两者相结合的研究路径都旨在呈现一种由中介化内容所建构的现实[8]。总的来说,框架分析在文本或内容取向的研究中有以下两种分析路径,其不涉及认识论问题。第一种是归纳法,大多数文本取向的框架研究都采纳这种方法。其特点之一是,用于框架分析的文本取自特定主题的新闻报道(这是决定研究是否采取归纳法的重要原因之一),如关于阿拉伯之秋运动的研究[9]、中国暴恐事件[10]等研究,其实质是以一种自下而上的途径,从大量相关的主题报道中,逐步识别出具有共性的新闻框架。研究者在处理文本前通常需要设计一个系统性的编码方案,通常的做法有两种:一种是使用迭代法编码方案,这种编码方案的理论依据主要来自扎根理论①(grounded theory)。第一轮先编码文本中的内容元素,如标题、作者、来源、修辞、体裁、关键词等,在此基础上形成文本的框架;第二轮使用已得到的框架再次编码文本,完成整个编码过程。另一种方法是采用诠释包裹的编码方案。值得注意的是,此方案主要适用于诠释经验主义范式的研究。其具体做法是,将文本中使用的隐喻、冲突、语气用词、典型案例等文本元素②,整理为一个个独立的“包裹”(将相同元素聚合的一种做法),通过诠释其内涵,从而识别出媒体框架[11]。例如,尼克莱夫(Nikolaev)在诠释包裹分析路径的基础上,通过整理和诠释电视报道中有关伊拉克战争合理性论争的相关问题(形成问题包裹),以及这些论争话语背后的推理过程(形成推理过程包裹),从而在电视报道中识别出了有关伊拉克战争的相关报道框架[12]。

一些分析手段常常被用于编码文本的过程中。常用方法包括:批评话语分析,统计内容分析,以及符号学分析。其目的在于准确诠释所研究的文本信息[13]。需要补充一点,在实证范式下展开的研究通常使用内容统计的手段呈现不同框架在数量上的特点和相互关系,以及量化其在总体样本中的呈现度。例如:郎晶晶探讨了

① 扎根理论,是一种定性研究的方式,主要宗旨是从经验资料的基础上建立理论,与假说-演绎法(hypothetical-deductive approach)的研究路径正好相反。

② 甘姆森(Gamson)认为这些元素是文本框架的标记物(marker of frame)[18]。

关于“老人摔倒”新闻报道中的框架特点，她试图将从相关报道中识别出的道德、问责等框架量化呈现，以表明针对这一特定议题的不同媒体框架产生了程度不一的公众关注度[14]。归纳法研究的最后一步通常是在共时或历时的视角下探讨其社会影响，特别是探讨其与相关因素的共同作用。例如：在吉哈特(Gearhart)的研究中，她讨论了健康新闻中的框架如何影响美国原住民的医疗决策。同样重要的是，关注框架历时形态的研究通常会梳理其历史发展脉络，以及其在不同时期展现的特点及变化[15]。

文本取向的框架分析还可以选取演绎法作为其研究路径。使用演绎法的原因在于：① 所研究的文本主题较为多元，不是关于特定议题的报道。② 议题本身概念宽泛，导致报道数量庞大，使用归纳法在框架识别上较费力。为此，恩特曼(Entman)提出了若干个跨媒体的通用框架，用于描述各个媒体间框架建构的宏观图景(主要包括以下四种框架：界定问题、解释原因、道德判断、对策建议)[8]。然而，值得注意的是，通用框架本质上是一种元框架，如果将其应用于某个特定议题的研究，需要规定和细化其适用范围[16]。采用演绎法的研究一开始会在通用框架的基础上设计若干个工作框架，这些框架可适用于解释所研究的新闻报道。下一步，研究者会应用呈现度测试①(visibility test)来验证预设的框架假设是否可以被证明，以及所研究的新闻报道在多大程度上与预设框架相关联。王秀丽在其研究中采用了通用框架研究中国电视节目《新闻调查》中框架随时间的变化情况，并根据通用框架表现出的存在程度来评估节目对其的呈现度[17]。接下来的研究路径与归纳法类似，总而言之，就是将框架置于更大的社会背景下，讨论其与其他相关因素，例如经济或政治指标间的相互作用。在上述研究中，研究者讨论了经济指标，例如当代中国的人均收入和生活水平，是如何影响媒体框架的构建和呈现的。

三、研究设计

本研究以内容为中心，以框架分析为工具，在上述文献提供的分析方法之基础上：① 选择迭代法编码，识别特定中医报道样本中的新闻框架。② 将定量内容分析应用于框架识别过程。③ 定性解释框架内部和外部特征，以及其随时间的变化。④ 探讨框架在特定中医药主题报道议程方面的作用。⑤ 探索并讨论框架设置与所

① 呈现度测试：对通用型框架在新闻文本中呈现度的一种检测手段，主要途径是设计一系列与框架相关的问题，每一位编码者在编码文本时对这些问题必须回答“是”或“否”。

属议程间的相互作用。

通过对新闻文本进行分析和诠释，首先测量新闻样本的内容元素，对文本样本进行定量内容分析。在本研究中，记录单位包括主题、来源、类型、立场、位置和焦点，见表1-2，分析单位包括选取样本中的每一个语词、语句和话语文本。所研究的内容单元纳入标准遵循丹尼尔·里夫等人在《分析媒体信息》一书中所做的概述和说明[19]。此外，抽样策略、编码方案及编码指令亦受上书的方法指导，所有策略在方法论部分均详细阐述。内容分析的结果将在调查结果部分进行讨论。最后，将参照通过统计分析程序收集的关于所研究的内容单元的数据集，对所确定的框架进行定性讨论和解释。

表1-2 研究内容单元分类系统

值	主题	来源	类型	立场	位置	焦点
1	临床实践	记者	消息	平衡	头版	事件导向①
2	学术辩论	专栏作家	报道	正面	里版	主题导向
3	健康促进	中医执业者	社论	负面		
4	文化交流	官员	评论			
5	会议论坛	学者	调查			
6	政策法律	读者	数据			
7	贸易商业	活动家	函件			

(一) 定量内容分析

使用内容分析以确定框架研究的主要目的在于理论层面考量，即框架被广泛认为是组织内容的文本策略和视觉策略，通过指定特定的焦点、意义和意图来确定内容元素，其内在和隐蔽的目的旨在塑造读者对其预期议程范围的认知和看法[18]。因此，定量内容分析的结果为研究设计可持续实施带来可行性，减少在发现新闻文本媒介框架的过程中的主观性机会，这与仅仅在不统计参考有效可靠数据集的情况下进行主观解释的定性研究形成对比。

① 根据伊延加的定义，事件导向新闻"采取案例研究或事件导向报告的形式，并从具体实例中描述公共问题"，同时主题导向的新闻把公共问题放在更笼统的抽象语境中，针对一般结果或条件。

（二）研究设计流程图

研究设计流程图见图 1－2。

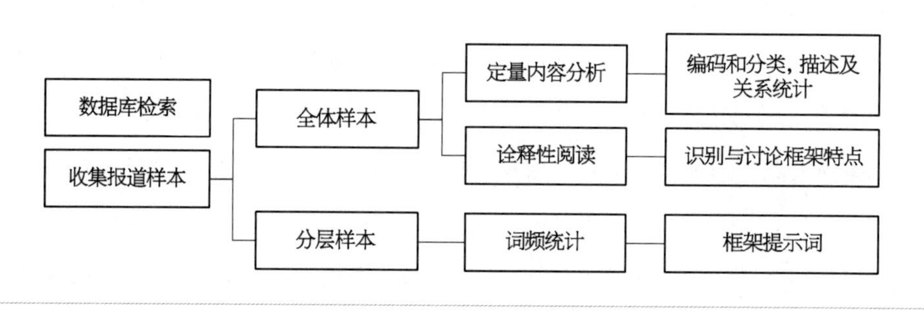

图 1－2 研究设计流程图

四、方法论

（一）采样

本研究分别对内容元素编码和单词频率计数进行普查和分层抽样。

1. *普查* 普查采样收集了所有将中医药视为唯一主题或至少一个主题的新闻报道文本。标题和所有文本部分进行文章检索的关键词和短语包括中医、中药、传统中国医学、针灸、推拿、中医养生。通过选定检索区间为 2000 年 1 月至 2018 年 10 月所发布的文本，在人民数据库中收集到了 628 个样本。

2. *分层样本* 引入分层抽样的原因在于一篇历史文献的发现表明，中医药主题文本在语言使用方面表现出高度同质性[2]。因此，分层样本可以描述中医药报道中频繁使用的词语和短语的一般情况。分层抽样收集了总体 20%的样本（n = 126），其中版次和位置作为分层标准，全部纳入第一版至第三版的文章，第四版至第二十三版的其他文章采用随机纳入策略，这在很大程度上是由于头版文章和里版文章之间的重要性不同。词频统计的结果用于识别和确定特定框架内的语言使用。

（二）编码体系

主题分类：v1 = 临床实践（报道中国传统疗法针对药物或非药物治疗的一些疾病）；v2 = 学术辩论（中医及其所有分支，例如中西医结合的学术讨论）；v3 = 健康促进（关于以健康为中心的知识文章，目的是促进或普及健康常识）；v4 = 文化交流（中医理论与实践中关于传统文化、哲学和价值的文章：关于中医药文化、学术或教育交流的文章)；v5 = 会议论坛(报道或通知与中医有关的会议或论坛)；v6 = 政策法律(关于中医药相关事务决策和法律程序的报道)；v7 = 贸易商业(中国及其他地区涉及中医药的贸易和商业活动)。

来源分类：v1 = 记者(与《人民日报》有联系的中医药特约新闻记者)；v2 = 专栏作家(在《人民日报》上开设中医专栏的作者)；v3 = 中医执业者；v4 = 官员(中医管理机构领导和人员)；v5 = 学者(中医药学术研究员)；v6 = 读者(对中医感兴趣的《人民日报》读者)；v7 = 活动家(社会活动的参与者)。

类型分类：v1 = 消息(中医药特定报道的硬新闻)；v2 = 报道(由事件故事或人物故事组成的软新闻)；v3 = 社论(代表《人民日报》社原则的意见稿)；v4 = 评论(表达个别作家意见的文章)；v5 = 调查(调查性新闻，对某些事件进行深入报道)；v6 = 数据(以数据呈现和解释为特色的新闻)；v7 = 函件(读者对报刊的来稿)。

立场分类：v1 = 平衡(客观组织和报道新闻时使用不偏不倚的证据)；v2 = 正面(以认可某事为特点的宣传性新闻)；v3 = 负面(批评性新闻)。

位置分类：v1 = 头版(01～05 版新闻)；v2 = 里版(06～023 版新闻)。

焦点分类：v1 = 事件导向；v2 = 主题导向。

(三) 测量

1. 测量单位 在这项研究中，研究单位和抽样单位都是新闻报道；分析单位是文本内容，包括单词、短语、句子和信息内容；记录单位是内容元素(见“四、方法论”的编码体系)和主题词(常用词)。

2. 测量水平 本研究将变量置于数量级别的分类系统中，该分类系统将子类别集合中的成员视为一个变量，并将每个个体指定一个特定值以指定成员组成(单变量法)。统计程序按比率水平进行，以计算每个类别下的内容单元所占百分比。

(四) 信度

编码员间信度 本研究选择克里彭多夫的阿尔法系数来评估和计算编码员之间的信度，其中阿尔法系数等于观察一致与预期分歧的比例：

$$\alpha = 1 - D_o / D_e,$$

其中，D_o = 观察分歧，D = 预期分歧。

$$D_e = 1 - \sum n_c(n_c - 1) / n(n - 1),$$

其中，n = 分类频率，c = 编码编号/值，n_c = 选定类别频率。

五、研究发现

（一）一般发现

1. **年报道量** 统计数据显示了《人民日报》中医药主题报道多年来在数量的一些波动情况(图 1－3)。进入新世纪以来，中医药报道频次呈指数级增长，2007 年，《人民日报》中医药主题报道的数量达到峰值，占报道总数的 9.6%。然而，过去 10 年来，每年报道的频率持续下降，这一数字在 29～48 次，均低于每年 50 次。按指定期间的报道总量(年平均数字)所计算的平均数为 33.1 次。

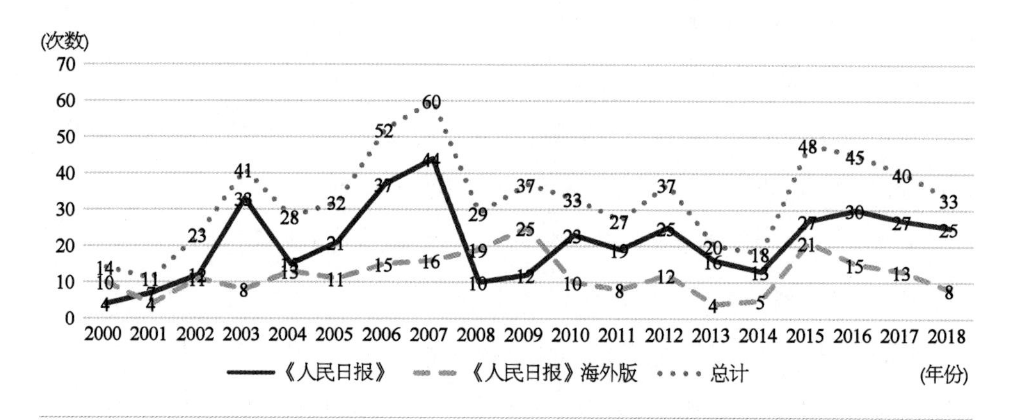

图 1－3 《人民日报》及其海外版中医药主题新闻年报道量

2. **报道来源** 在本研究抽取的样本中，有 586 名署名作者，其中前 10 名的消息来源均参考署名和来稿细节，以显示各自所占总体百分比。图 1－4 将总来源的每个

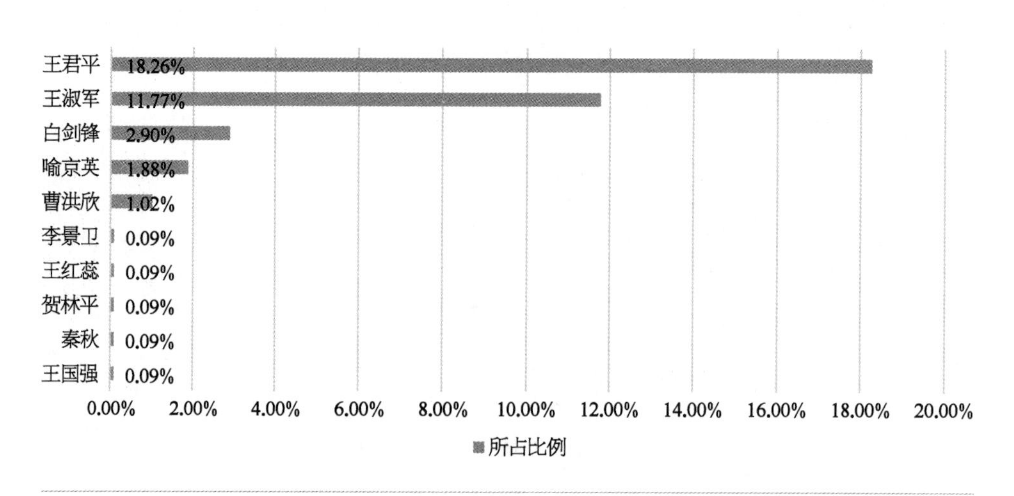

图 1－4 《人民日报》中医药主题报道前十名来源

百分比都计算在一起。十大来源包括王君平(《健康时报》主编兼主任),王淑军(《人民日报》健康版高级记者),白剑锋(《人民日报》高级记者、《经济与社会》栏目主编),喻京英(《人民日报》海外版主编),曹洪欣(国家中医药管理局教授、首席研究员),李景卫、王红蕊、贺林平、秦秋(《人民日报》海外记者),王国强(原国家卫生计生委副主任、国家中医药管理局局长)。

报道主要来自与《人民日报》有工作关系的记者,除了排名前十的作者和广大记者的文章外,对《人民日报》中医药特有新闻有相关贡献的来源也扩大到中国国家主席习近平,国务院总理李克强,全国政协委员(包括陈景培、马志伟、王旭东和刘进),国务院新闻办公室,国际爱护动物基金会(IFAW)。有关更多信息,请参阅表1-3。

表1-3 《人民日报》中医药重要文章及其来源

来 源	标 题
国家主席习近平	习近平祝贺中国中医科学院成立60周年
国务院总理李克强	李克强祝贺中国2015年诺贝尔奖获得者屠呦呦
全国政协委员	应对流行病的传统医学(陈景培) 高科技中药发展方法(马志伟) 保存传递中医(王旭东) 心与灵魂走进长征(刘进)
国务院新闻办公室	白皮书:中国医疗卫生服务 白皮书:中国中医药
国际爱护动物基金会	中药危害野生动物

3. **版次分布和版面位置** 如图1-5柱状图所示,中医药主题报道在《人民日报》的每一版(001-005:头版、基本消息和社论;006:经济版;007-010:社会版;011-015:国内新闻;016-019:国际新闻;020-023:特别报道)中都显示出一定程度的报道量,或显著或边缘。然而,中医药主题新闻更有可能放置在国内和国际新闻的版面中,正如左栏所示。右侧饼图显示,中医药主题新闻在里版的比例为56.98%,而在头版的比例为43.02%。研究表明,头版比里版更受读者重视,更有利于媒体采取行动引导公众舆论,构成相关话题。

4. **主题和类型** 总体来看,本研究发现《人民日报》中医药主题新闻包含了四大类型和七大主题,图1-5通过综合测量主题和类型变量的数据,以数字和百分比的形式呈现该研究发现。在类型方面,消息文章处于领先地位,占39.1%;意见文章位居

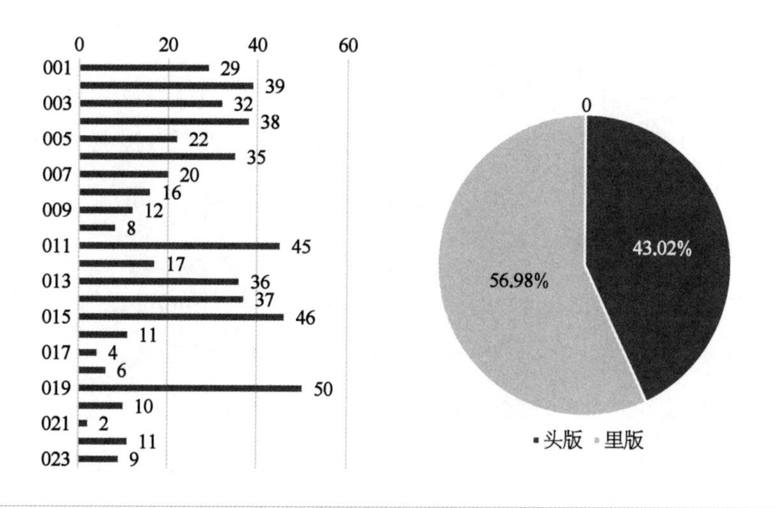

图 1-5 《人民日报》中医药专版报道的版次分布和版面位置

第二,占总数的36.84%;报道型文章的重要性低于前两类,占24.06%。就确定的主题而言,七大主题在一般意义上显示均匀分布。然而,鉴于文化交流和临床实践在总体中占比较大,因此获得了优先报道安排。研究显示,大约50%的报道有两个指定的主题。然而,综合交互数据表明,通过指定每个类型的相应主题有六个子类,其统计意义不高,表1-4表明,以会议论坛和学术讨论为主题的报道更有可能分别以消息和评论的形式呈现。

表 1-4 《人民日报》中医主题报道每个主题的类型数量和百分比

主题/类型	消息		事件报道		人物报道		社论		评论		数量	百分比(%)
	n	%	*n*	%	*n*	%	*n*	%	*n*	%		
临床实践	16	6.02	12	4.51	14	5.26	4	1.50	9	3.38	55	20.68
学术讨论	3	1.13	8	3.01	1	0.38	6	2.26	22	8.27	40	15.03
健康促进	8	3.01	3	1.13	1	0.38	3	1.13	2	0.75	17	6.39
文化交流	21	7.89	11	4.14	8	3.01	12	4.51	15	5.64	67	25.19
会议论坛	25	9.40	1	0.38	/	/	2	0.75	2	0.75	30	11.28
政策法律	23	8.65	2	0.75	3	1.13	16	6.02	3	1.13	47	17.67
贸易商业	8	3.01	/	/	/	/	1	0.38	1	0.38	10	3.76
总计	104	39.10	37	13.91	27	10.15	44	16.54	54	20.30	266	100.00

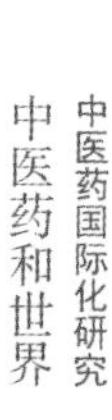

5. 立场与焦点　通过编码报道中立场和焦点变量生成的统计数据,表 1－5 呈现了交互合成结果。在《人民日报》的中医药主题报道中,事件导向和主题导向的区别较为明显,前者占 45.86%,后者占 54.14%。除此之外,平衡和正面的报道所占比例更大,统计数据显示,与仅占 18.8%的负面报告相比,其占总数的 81.58%。通过研究立场和焦点之间的相互关系,本研究发现,根据统计程序结果,主题导向报道与平衡报道的整合模式以及事件导向和正面报道的整合模式具有比较重要的统计意义,两者分别占报道总数的 28.57%和 21.8%,与其他整合模式形成鲜明对比,例如负面主题导向报道(占 8.65%)。

表 1－5 《人民日报》中医药主题报道各角度报道重点的数量和百分比

	事件导向		主题导向		总　数	百分比(%)
	n	%	*n*	%		
平衡	37	13.91	76	28.57	113	42.48
正面	57	21.80	46	17.29	103	38.72
负面	27	10.15	23	8.65	50	18.80
总计	122	45.86	147	54.14	266	100.00

(二) 新闻框架

通过对文本样本中的信息进行定性诠释,并定量参考上述文本和内容分析的研究结果,本研究发现了以下四个主要的新闻框架。这四个框架是一个体系内完整的组合形式,包括外国元素框架、名人和中医药大师框架、整合和对立框架以及政策代理人框架。

1. 外国元素框架　考虑到中医药与世界其他地区正在进行的互动和交流,在外国元素框架中确定了三个不同的类别。在境外国家/地区类别方面,21 个国家和地区在《人民日报》中反复得到提及和用作报道此类新闻的框架装置。例如,美国和英国在西半球对中医药的报道比在世界其他地区要多,例如东盟国家。外国参与者类别在与中医药积极互动时展现出三名代理人,其中在中国居住的外国人比例较高,主要议程突出了他们的认可。最后一类涉及中医药的对外交流,主要涉及中医药在海外市场的交叉推广、国内外合作走向全球战略以及中医药国际教育。有关此框架随时间推移的变化以及每个类别下具体议程的更多详细信息,请参阅表 1－6。

表 1-6 外国元素框架下的三个类别

类别	关键词	频率	主要议程/主题	发表年份
国家/地区	非洲	3	中医商务与服务	2018
	东盟国家	1	亚太地区传统医学	2013
	澳大利亚	5	中医法律程序	2010—2012
	孟加拉国	1	沟通与发展	2002
	巴西	1	医疗服务和医疗保健	2007
	加拿大	3	教育交流	2004, 2009, 2016
	古巴	1	中医在古巴的现状	2002
	欧盟	2	中医立法程序	2001, 2010
	法国	1	合作交流	2007
	德国	3	临床实践	2016—2017
	匈牙利	1	文化交流	2017
	印度尼西亚	1	中草药商业和商品	2012
	以色列	1	教育合作	2006
	马来西亚	2	医疗服务和中医教育	2007
	地中海地区	2	医疗服务	2011
	尼泊尔	1	医疗体制改革	2018
	巴基斯坦	2	临床实践	2004
	新加坡	5	国家合作计划	2009
	泰国	6	中医热情	2006, 2012—2016
	英国	12	教育和学术交流	2001—2018
	美国	11	交流和立法程序	2002—2018
外国参与者	中国移民	18	移民对中医的认可	2008—2018
	外国医生	9	外国执业中医的学习和实践经验	2003—2015
	外国患者	12	中医药的有效性	2002—2009
对外推广	海外发展	29	中药在海外市场的交叉推广	2004—2014
	对外开放战略	13	对外交流与国内外推广	2015—2016
	孔子学院	2	中医国际教育	2012

2. *名人和中医药大师框架* 名人和中医药大师框架主要来自主题人物报道,主题绝大多数是临床实践。在此框架中,已确定表 1-7 中所示的两个类别,以显示中医药报道中描绘新闻代理的框架策略的两面性。在描述代言人时,中医药主题报道主要关注名人所引述的言论所预期的框架效果。相比之下,贡献者在很大程度上被描绘成一个终身追求中医理论和实践现代化道路的人。高频词的结果表明,“病人”是此类文章中使用频率最高的词。

表 1-7 名人和中医药大师框架内代表性标题

类 别	频 率	代表性标题	年 份	高频词[①]
背书框架	13	中医对大众艺人的吸引力	2013	影响
		与针灸一起享受繁荣生活	2013	疾病
		钟南山为何坚持中医抗癌	2011	病人
		关幼波：中医哲学与幸福生活	2005	生命
		傅玉光致谢中医的信	2003	治疗
贡献框架	27	邓铁涛：八十年致力于中医实践	2018	病人
		夏桂成：中医基因学的新哲学	2018	治疗
		屠呦呦：治疗的新窗口	2015	理论
		吴以岭：中医创新的先驱	2014	临床
		张伯礼：追求中医现代化	2003	研究

3. **整合和对立框架** 值得注意的是，中西医结合的定义特征之一在于功能组合下的两个独特实体。它突出了中医和生物医学的内在相同性和差异性。一般意义上说，这不可避免地影响了部分新闻对中医与生物医学互动关系的描述，即以整合为导向或对立为导向。该研究发现了一系列文章，以塑造中医-生物医学的互动关系，有的主张结合，有的主张脱钩，如表 1-8 所列。下表可见对立框架的频率略高于整合框架。所选取的代表性标题，结合高频字统计，显示出在两大类别中的语言使用，可以看出其对中西医结合的意见正好相反。

表 1-8 整合和对立框架中的两个类别

类 别	频 率	代表性标题	年 份	高频词
整合框架	15	抗癌综合药物疗效	2017	疗法
		中医与生物医学的盟友	2016	治疗
		中医与生物医学：完美疗法	2008	组合
		消除中医与生物医学之间的障碍	2007	研究
		中西医结合降低非典死亡率	2003	发展

① 高频词：本研究报告了在框架中常用的前 5 个词语，不包括直接涉及中医特定主题的单词。

续 表

类别	频率	代表性标题	年份	高频词
对立框架	21	中医实践是否以生物医学标准衡量	2015	现代
		中西医结合姓中	2011	问题
		综合医学,两套服装	2010	各自
		龙蛇之争	2008	病人
		生物医学的局限性	2002	疾病

4. **政策代理人框架**　政策代理人框架涉及表1-9中所列的四个类别,该表报道了主要来自"五、研究发现"中"(一) 一般发现"的研究结果。这四个类别描绘了中医药在中国卫生政策的实施过程中发挥了促进者和推动者的作用。健康中国框架主要来自《"健康中国2030"规划纲要》,这是中国在2016年开始实施的战略安排。之后,它得到了密集的媒体报道,年份指标表明了这一趋势,其宏观层面的功能侧重于当前中国及其他地区的中医药产业和服务业的发展。高频词的结果也支持了一个以战略为中心的框架选择来报道中医药主题新闻。另一类更侧重于中医药实施中国卫生政策的临床实践,根据这一政策,经常提及的标题和高频词结果都显示的词是治未病,这一概念可以在许多中医典籍中找到,它是中医治疗实践的临床指南。与上述三类相辅相成的是合法化框架,它围绕着中医发展前景的法律基础展开,它证实了中医药在实施中国卫生政策中的作用。年份指标表明,由于中医执业和服务合法化的不断努力,这一框架选择多年来一直得到凸显,因为最终在2017年,全国人民代表大会通过《中华人民共和国中医药法》(以下简称《中医药法》)。报道刊登了首次出版的公告,也暗示了官方对《中医药法》的态度,即"坚决执行"。

表1-9　政策代理人框架内的四个类别

类别	频率	代表性标题	年份	高频词
健康中国框架	19	为了中国人民的健康	2018	健康
		健康中国与中国愿景	2018	服务
		2018年,健康中国的梦想	2018	中国
		中医沿着健康丝绸之路	2017	公共
		中医对健康中国的贡献	2016	报销
		中国中医服务的风景	2015	发展

续　表

类　别	频　率	代表性标题	年　份	高频词
战略框架	25	中医找到细分市场	2014	服务
		国家对中医药发展的援助	2013	市场
		中药产业新阶段	2012	医疗
		发展中医的决心	2010	医院
		华南地区启动中医治未病项目	2009	预防
治未病框架	22	中医预防与健康保险	2008	健康
		人类健康和治未病	2008	调节
		中医预防造福世界	2008	慢性病
		中医治未病致力人类进步	2007	教育
合法化框架	11	中医立法程序开展	2002	调节
		业余中医工作者的法律窗口	2007	机构
		为中医药发展创造法律空间	2014	管理
		中国《中医药法》	2017	发展
		坚决贯彻实施《中医药法》	2017	科技

六、讨论

（一）框架变化

根据迭代编码结果，本研究确定了《人民日报》中医药主题报道的逐年框架变化情况。在筛选过程中，我们收集了在特定框架内以某些类别指定附加值重新编码的样本，该框架的频率计算具有显著统计学意义（出现频率超过总值15%）。如表1-10所示，每年突出呈现的框架（类别）分布不均，但2002年和2016年则展示了涵盖中医药的所有框架选择。然而，框架改变可识别程度较低，因为似乎有不同框架与相应的类别反复出现。F3 C1在2003年和2015年都有出现，这表明难以获取框架变化可能的结果。尽管如此，一些基本改变模式可以从该调查结果中得出。F1基本上在每年的样本中都能识别，根据表1-10，第一类和第二类的框架呈现数量比第三类多。F2和F3的可识别性低于其他两类，其中的类别显示的分布大致相等，但共同出现的比例较低。F4反映了内部单独类别的明显变化，其中C3显示在2001年至2008年出现比例高、C2在2010年至2014年比例高、C1在2015年以来的时间段内出现比例更高，而C4则在2007年和2017年间反复出现。

表 1-10　框架及相应类别随时间的变化[①]

年　份	F1	F2	F3	F4
2001	C1　C2	\	\	C3
2002	C1　C2	C1　C2	C2	C3
2003	C1　C2	C1　C2	C1	\
2004	C1　C3	\	\	\
2005	C1　C2	C1	\	\
2006	\	\	\	C3
2007	C1	\	C1	C2　C4
2008	C1　C2　C3	\	C2	C3
2009	C2	C2	\	\
2010	C3	\	C2	C2
2011	C1	C1	C2	\
2012	C1	\	\	C2
2013	C1	C1	\	C2
2014	C3	C2	\	C2
2015	C1　C3	C2	C1	C1
2016	C3	C1	\	C1
2017	C1　C2	\	C1	C4
2018	C1	\	\	C1

（二）框架提示词语义地图

根据高频词统计结果，本研究选择了关键框架提示词(标明框架选择的主题词和短语)，其包含一系列基本和特定概念，与《人民日报》记者在报道此类新闻时常采用的新闻框架实践直接相关。众多关键概念可分为两类，如图 1-6 语义地图所示。在塑造中医药议题方面，两种对框架策略的一般理解方法可以概括为以视角为中心或以特点为中心，具体请参考上述框架分析之结果。以视角为中心，关键概念可分为宏观或中观概念；以特点为中心，则可分为三个子类，包括临床特点、文化特点和管理特点。

① F1 = 外国元素框架，其中 C1 = 外国/地区，C2 = 外国参与者，C3 = 外国推广；F2 = 框架名人和大师，其中 C1 = 背书框架，C2 = 贡献框架；F3 = 整合和对立框架，其中 C1 = 整合框架，C2 = 对立框架；F4 = 政策代理框架，其中 C1 = 健康中国框架，C2 = 战略框架，C3 = 框架，C4 = 合法化框架；斜线 = 未识别或不显著。

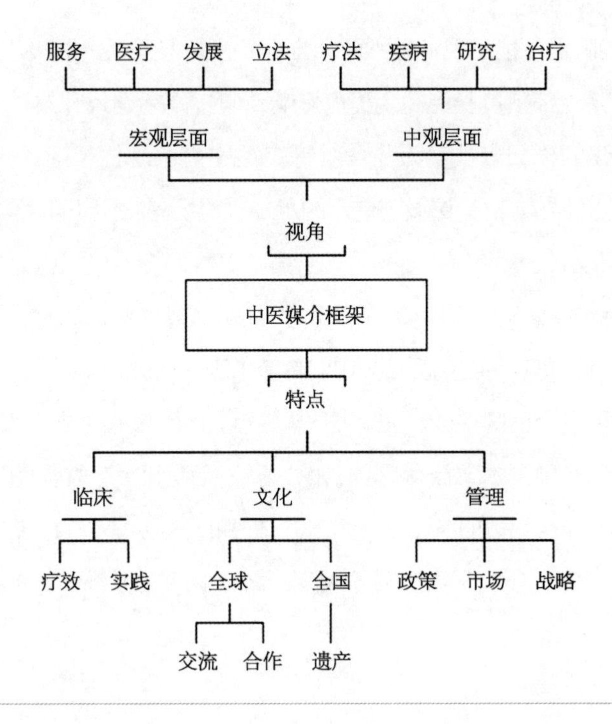

图 1-6 《人民日报》中医药主题报道框架提示词语义地图

七、结论

本研究揭示了印刷媒体中医药主题报道的新闻框架，所使用的普查和分层样本均取自中国主流媒体《人民日报》，统计参考了基于迭代法编码方案的定量内容分析之结果，以确定和测量所研究的内容单元，并根据特定框架内的语言使用进行了高频词统计。

研究结果报告了抽样文本的一般统计数据以及所发现的新闻框架。本研究发现了四个独立新闻框架，并详细阐述了其内部和外部特征，可以得出以下结论。① 中医药报道框架具有的特点包括：政策导向，时效性强，全球视野，反映国家而非个体利益。② 长期以来，中医药主题框架致力于对中医和西医进行区分。③ 客观中立框架占大多数，对中医药公共形象塑造具有正面作用。

根据两部分研究发现，框架整体呈现反复出现的特点，本研究讨论了各个框架的分布情况和呈现情况。此外，本文根据高频词结果制作了框架语义图，以表明有两种途径(以视角为中心，以特点为中心)，来理解《人民日报》对构建中医药报道框架所使用的关键概念。

本研究的局限性可能出现在以下两个方面：编码方案很大程度上依赖少量和有限的历史研究，其外部信度受到一定程度影响；同时，高频词统计的样本数量也有限。因此，本研究发现的框架应被视为包含对特定主题更微观框架选择的总体框架[16]。然而，这项研究可能在方法论层面创造新的可能性，用于探索印刷媒体中医药特有的报道方式和框架模式。

对中医药特定媒体文本所构成的内容单元进行框架分析，只能揭示媒体对中医药及其相关公共形象的部分描述。因此，我们希望未来的研究能够纳入来自不同媒体的更多样本，以提供更全面的中医药媒体图景。这可能包括电视或流媒体平台上的中医药视听形象，以及中国本土社交媒体，如微博或微信平台上的各类信息。此外，相关研究还可以加入社会和语义网络分析，以分析和比较更复杂的中医药媒体文本结构，更深入地研究公众对于中医药议题的感知情况，以及媒体所塑造的舆论氛围。

参考文献

[1] 梁田田. 北京市报纸中医药传播的现状分析：基于慧科新闻数据库新闻检索结果[J]. 中医药导报,2018, 24(13): 37-45.

[2] 郑逸. 框架理论视角下的屠呦呦媒介形象建构[D]. 成都：西南交通大学，2014.

[3] 叶青,吴青. 基于语料库的美国媒体中医药报道话语分析[J]. 世界中医药,2015, 10(4): 619-623.

[4] 周阿剑. 澳大利亚主流媒体中医药报道现状及话语倾向性研究[D]. 北京：北京中医药大学，2017.

[5] BATESON G. A theory of play and fantasy in steps to ecology of mind[M]. London: Jason Aronson Inc, 1995.

[6] WEAVER D. Framing should not supplant agenda-setting[J]. Communication Theory & Methodology Concepts, 1997, 27(2): 3.

[7] NIKOLAEV AG, HAKANEN EA. Leading to the 2003 Iraq War[M]. New York: Palgrave Macmillan, 2006.

[8] ENTMAN RM. Framing: Toward clarification of a fractured paradigm[J]. Journal of Communication, 2003, 43(4): 51-58.

[9] DOUAI A, BEN MM. (Eds) Mediated identities and new journalism in the Arab World[M]. London: Palgrave Macmillan, 2016.

[10] 胡栓,童兵. 我国党报国内暴恐事件报道的框架分析——以《人民日报》近十年报道为例[J]. 新闻大学. 2018(2): 74-83.

[11] LEE JH, KOLLURI S. (Eds) Hong Kong and Bollywood: Global cinema[M]. New York: Palgrave Macmillan, 2016.

[12] NIKOLAEV AG, HAKANEN EA. (Eds) Leading to the 2003 Iraq War[M]. New York: Palgrave Macmillan, 2006.

[13] 孙彩芹. 框架理论发展 35 年文献综述——兼述内地框架理论发展 11 年的问题和建议[J]. 国际新闻界, 2010, 32(9): 18-25.

[14] 郎晶晶,魏巍. 国内报纸对“老人摔倒”相关新闻报道的框架分析[J]. 媒体时代,2013, 2(6): 39-42.

[15] GEARHART S, TRUMBLY T. The scoop on health: how native American newspapers frame and report health news[J]. Health Communication, 2017, 32(6): 695-702.

[16] 陈阳. 框架分析：一个亟待澄清的理论概念[J]. 国际新闻界,2007, 1(4): 19-23.

[17] 王秀丽.《新闻调查》1996—2005：一种框架分析[J]. 国际新闻界, 2011, 33(12): 78-84.

[18] GAMSON WA, MODIGLIAN A. The changing culture of affirmative action[J]. Research in Political Sociology, 1987(3): 137-177.

[19] RIFF D, LACY S, FICO F. Analyzing media messages: using quantitative content analysis in research[M]. London: Routledge, 2013.

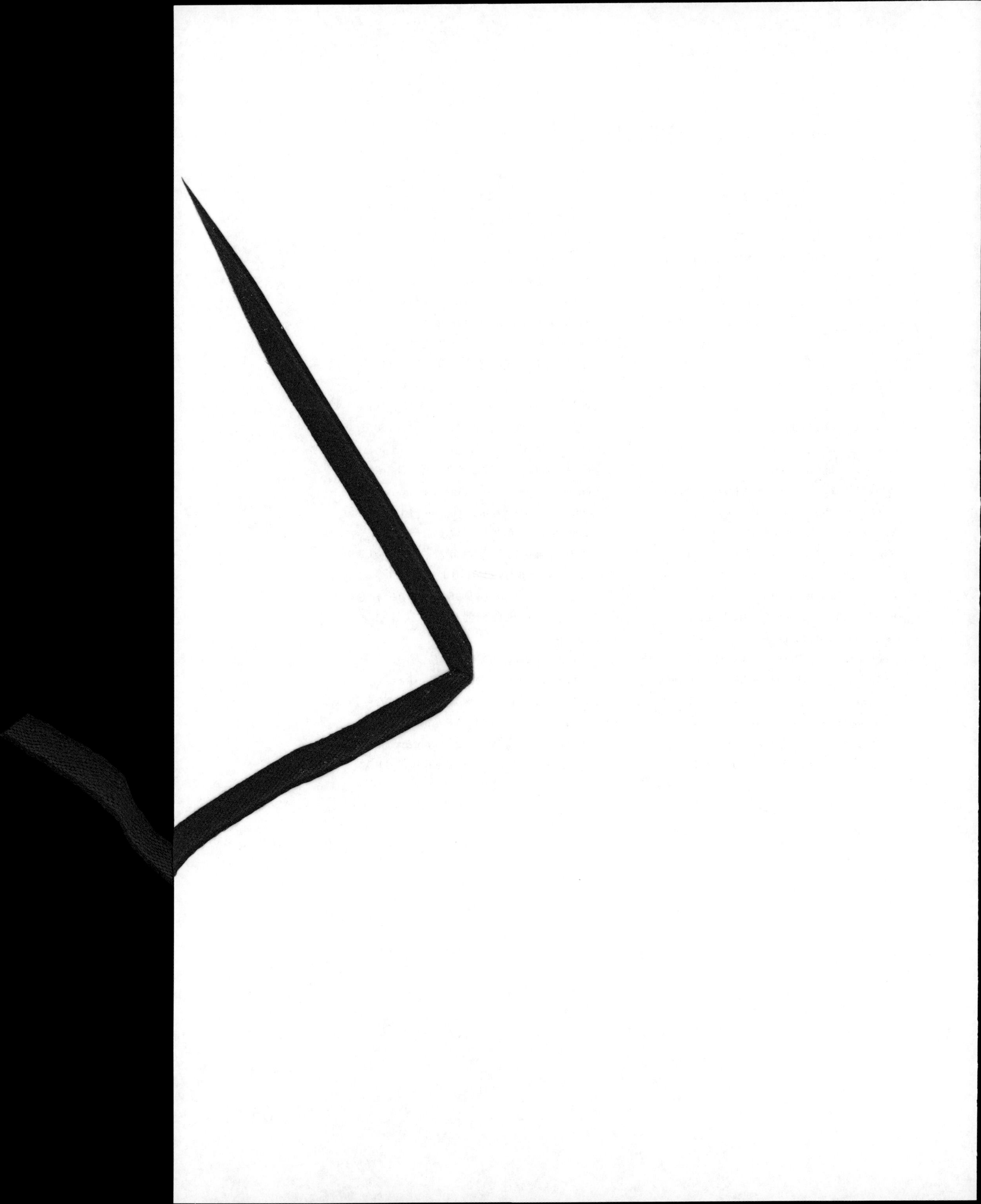

第二章

中医药海外交流

从欧洲小国列支敦士登的视域下谈中医药国际化发展

张晓慧

一、列支敦士登的基本情况

(一) 基本概况

列支敦士登公国(德语：Fürstentum Liechtenstein),简称“列支敦士登”,人口约3.88万人,国土总面积为160.5平方千米,双重内陆国,故有“袖珍国家”之称,由于毗邻阿尔卑斯山与莱茵河,又有“欧洲的世外桃源”[1]的美誉。其经济水平高,属于高度发达的资本主义国家。全国只有西侧约三分之一的面积位于平坦的河谷,其余地区大部分属于山地。列支敦士登冬季干冷,夏季湿润,整体气候温和。全国划分为11个行政区,主要民族为日耳曼民族,境内外国人占总人口的34%,主要来自瑞士、奥地利、德国和意大利。

(二) 外交

列支敦士登的外交政策以邻国和欧洲经济一体化为中心。它与瑞士和奥地利有着密切的法律和经济联系,其他重要合作伙伴包括德国和美国。列支敦士登于1991年加入欧洲自由贸易联盟,1978年加入欧洲委员会。列支敦士登不是欧盟成员,但1995年加入欧洲经济区,2011年加入申根区,1995年加入世界贸易组织。列支敦士登是一个政治中立的国家,没有军队。列支敦士登于1990年成为联合国会员国。列支敦士登1950年9月14日同中国建立外交关系,是新中国成立后最早与中国建交的国家之一。此后至今,中列双方一直保持良好的外交关系。

(三) 经贸

列支敦士登是欧洲经济区的一部分,经济以工业为主,农业占比较小。列支敦士登与瑞士是关税同盟的关系,使用瑞士法郎为本国货币,同时该国对于研发非常重视,近32%的收入用于其中,是经济发展的内驱力。在2010年IUD领导决策统计中显示,“邮票王国”列支敦士登的人均收入位于世界第二[1],其中邮票收入占国民生产总值的10%[1]。列支敦士登约15.7%的商品出口到瑞士,62.6%出口到欧盟,21.1%出口到世界其他地方。美国近年来一直是列支敦士登最重要的出口市场,总额为5.61亿美元(8.76亿瑞士法郎);德国以4.79亿美元(7.48亿瑞士法郎)的进口额位居第二,瑞士以3.75亿美元(5.87亿瑞士法郎)位居第三。

中列自20世纪50年代以来一直保持贸易往来,截至2020年8月,中国累计批准列支敦士登的企业在华投资项目数为39个,中国对列支敦士登投资额为1 015万美元。中国自列支敦士登技术引进累计金额1.6亿美元,项目数102个。

二、中医药在列支敦士登的发展历史和现状

(一) 中列传统医药交流历程

中医药在中国有数千年的发展历史,近几百年传到欧洲,17—18世纪人们对于中医有所接触。因列支敦士登国土面积及人口数量非常少,传统医药在该地发展历史的相关资料少之又少。但因列支敦士登与瑞士相邻,如今该国的外交、边防都由瑞士掌管负责,瑞士传统医药的发展研究对于列支敦士登有很高的借鉴价值和意义。1996年中医以官方面孔进入瑞士,瑞士一开始就把传统中医药作为现代医学的替代疗法全方位接受[1],这点在列支敦士登也有体现。将中医药设置为国立医院专门的一个科室,足以看出列方对于传统中医药的接受度和认可度。

(二) 中医药的存在形式

中医药在列支敦士登主要有两种存在方式:一是在列支敦士登国立医院内作为一个专门的科室,最主要的使用方法为针刺、艾灸、中药和营养学,Dr. med. Marco Ospelt医生就是该国立医院中药方面的主治医师。二是以诊所的形式存在,在列支敦士登自然疗法投资列表[2]中有五家中医药为主的诊所,这些诊所多分布在列支敦士登、瑞士和奥地利三国边界处,一定程度上瑞士的中医药资源也为列支敦士登传统医药进行了资源补给。

(三) 中医药的法律及政策环境

在列支敦士登传统中医属于自然疗法从业者,需要满足以下其中一个条件才可获得专业资格:一是在瑞士经验医学注册机构的顺势疗法部门注册或提供完成瑞士顺势疗法考试协会(SHP)考试的证据,二是已在瑞士经验医学注册机构的中医系注册或提供成功完成瑞士中医专业组织(SBO-TCM)考试的证明,三是在瑞士经验医

学注册机构注册了传统欧洲自然疗法领域，或提供成功完成瑞士自然疗法协会(SPAK)学校考试和认可委员会考试的证据。列支敦士登的健康法案(GesG)第24条指出[3]：在列支敦士登自然疗法师禁止采集血液样本、注射血液或者从事任何其他导致身体伤害和流血的行为，但拔罐、针灸、班沙伊特疗法(Baunscheidtier：类似于针灸，基于皮肤刺激的替代医学治疗方法)可以。禁止推荐处方药、进行医疗干预及外科和产科服务、治疗传染病和性病、操纵脊柱和肌肉骨骼系统、出具正式报告和证书。列支敦士登的卫生条例(GesV)第54条指出[4]：自然疗法师可以使用和配发《治疗产品条例》中指明的药品。根据《治疗产品条例》，自然疗法师只能使用和分配政府指定的D类和E类配药类别的药品，这些药品不受处方或许可限制。

（四）中医药的双边合作现状

列支敦士登的地理位置距离中国较远，人口数量仅相当于中国的一个村镇，来华消费占比低。一是列支敦士登除国立医院外，还有24家签约医院，这些医院基本位于列支敦士登和瑞士边境区域，一般有需求的人员会去签约医院治疗。二是该国临近瑞士，不管是现代医学还是自然疗法，在瑞士都有丰富的医学资源，列支敦士登一般会选择位置、语言沟通、货币等方面占据优势条件的瑞士。列支敦士登实行义务教育制度，中学毕业后学生多去瑞士和奥地利上大学，同时列支敦士登还与瑞士有签约的职业教育合作，教育方面的来华留学更是微乎其微。

三、中医药在列支敦士登的发展潜力

（一）坚固的外部保障

中列两国自20世纪50年代起就一直保持良好的外交关系，2020年国家主席习近平在中列建交70周年的贺电中非常重视同列支敦士登的关系，愿继续加强合作支持[5]，为双方国家人民谋幸福。2021年6月6日列支敦士登首相在接受新华社专访时也进行了回应，表示愿意继续加强与中国的双边交流与合作。双边良好的外交关系为中医药发展提供了坚固的外部保障。

（二）良好的内部环境

列支敦士登国家医院内设有专门的中医科，并重视疾病的预防。该国承认中医作为保守医学的补充治疗形式，认为某些身体功能障碍可以用中医治疗。其中过敏、呼吸系统和耳鼻喉科疾病、内科疾病、皮肤病、精神疾病、肌肉骨骼疾病、疼痛等领域是中医应用的主要领域。列支敦士登国家医院在列支敦士登投资了五家中医药诊所。在列支敦士登中医药可以进入列支敦士登国家医院,可见该国对于中医药的认同与重视。同时列支敦士登也是国际博登湖会议(IBK)的成员之一[6],IBK 中所有的成员国都高度重视健康促进和预防领域的工作。

(三) 病种优势

在列支敦士登大约 15%的人口患有轻度抑郁,总人数约为 5 300 人;3%的人口患有中度至重度或重度抑郁,总人数约为 1 100 人。针对于此,列支敦士登的医学会在 2011 年 10 月成立列支敦士登抗抑郁联盟和行动计划,共举办 112 场活动,观众人数达 9 000 人,需求量高于预期量,此联盟于 2013 年 11 月结束。自 2013 年来,列支敦士登一直是瑞士东部心理论坛的成员之一。列支敦士登在医学界也一直积极寻求合作。目前在中医药领域,中国与列支敦士登还未开展国家间相关的合作项目,故可精准定位,将精神卫生领域作为双方合作的突破口。中医药在治疗抑郁症方面采用辨证论治、单味中药治疗法、中成药治疗法、针灸治疗法、五行音乐疗法等方法,都有着较好的治疗效果[7]。同时中医药文化中的天人合一也倡导人的身心与外在环境的动态平衡。无论是实践还是理论,中医药在抑郁症的治疗方面都有着较为成熟的经验。

(四) 文化旅游交流密切

中列文化交流自 20 世纪 80 年代至今一直保持良好发展。中列双方在邮票、艺术展览等方面交流广泛,具有良好的基础,如举办邮票展、建交纪念活动等。同时列支敦士登因其坐落在阿尔卑斯山脉的自然风光之中,旅游资源丰富,有“邮票王国”“欧洲世外桃源”的美誉,游客数量一年可达百万人次,其中不乏中国游客。在列支敦士登的海关署门前广场和商店门口飘着列支敦士登国旗和中国国旗[8]。旅游带来较大的人员流动,有利于强化文化交流,也为中医药发展提供了机会。

四、思考

(一) 因地制宜

中医药在外发展的落脚点是其疗效,而了解需求,因地制宜,充分掌握所在地的气候环境、人口特点、疾病谱系、人文环境对于中医药的国际化发展尤为重要。纵观国际,中医药在西方国家的发展最开始并不为传统主流医学所接受,但随着近年来疾病谱的改变以及人们对于自然疗法和药物的追求,中医药特别是在慢性疾病、情志疾病、康复保健的治疗中逐渐得到认可。20 世纪末,WHO 提出了维护健康是医学的主要目的,医学的方向从治疗疾病到疾病防治的转变,也为中医药国际化发展带来了契机,如2007年发达国家接受过补充替代疗法的人数占比在20%～65%,其中德国占比最高,达到65%,美国达到42%,英国则达到20%。中医药中蕴含着大量养生保健的经验和智慧,如《内经》中对于精神睡眠、起居饮食、运动经络等都有详细的论述,对于当代健康保健都具有简单高效的指导作用。整体观念、天人合一、阴阳五行等中医药基础理论很好地阐述了个人如何与自身、社会环境、自然环境相处,以此达到身体内、外在的协调统一。

(二) 立足根本,提升科技化水平

尽管中医药在国外发展态势越来越好,但仍要注重科技现代化水平。张伯礼院士曾指出中医药插上科技的翅膀才能飞得高、飞得远,将中医药的原创思维与现代科技结合[9],才能让古老的智慧在当今社会焕发更大的活力、发挥更大的作用,减少国际社会对于中医药科学性的怀疑,赢得更多的认可,由此才能加快中医药国际化的步伐。一是要加强中医药临床研究的科技化水平,应用人工智能、大数据等现代科技与中医药进行深度融合。二是要加强中药研发的科技水平,促进产学研一体化发展。三是注重中医药国际化人才培养向科技性、综合性转化。

(三) 中医药海外中心建设

中医药海外中心的交流合作是中医药走出去的关键一步,在发展过程中已经形成了"一中心一品牌""一中心一特色"的独特发展模式[10],并注重当地疾病谱的研究与突破。但根据在列支敦士登中医药发展情况的研究来看,邻国瑞士的中医药中心并没有发挥向外扩展的实质作用,将中欧地区的传统中医药凝聚起来。基于以上,针对中医药海外中心建设,在正常管理运行合作的基础上,一是可进一步重视海外中心的区域辐射范围,加强与周边国家的交流合作,邀请周边国家传统中医药一起加入项目研究,提高研究能力和区域影响力,达到中医药中心与周边国家传统中医药共同发展的双赢局面。二是可寻找中医药海外中心支柱点。中医药海外中心可以通过七大洲的划分,深入调查研究并甄选出每个大洲处于优势地位的中医药海外中心,让该中心成为该大洲区域的引领者、带动者。这旨在促进大洲内中医药海外中心的相互合作交流,推动该区域内国际标准化建设[11],使得中医药海外中心更有凝聚力。

(四) 寻求多元化发展

就列支敦士登而言,基于其丰富的旅游文化资源,可进一步开发含有中医药文化元素的文创产品和食疗产品,在一定程度上弥补中医药国际化发展的不足,如中医药的疗效虽得到了海外国家的普遍肯定,但由于东西方的文化差异,中医药的原理很难用西医的思维理解透彻[12];高校、科研院等一直重视中医药ISO国际标准建设、中医药海外立法等相关工作，但这些都不是一蹴而就的，需要长期推进，同时还要应对复杂变化的国际环境。中医药虽属于医学领域，但由于中医药是中国原创独特的传统医学，它的存在是基于中华几千年文明的实践积累，加强文化交流是推动中医药国际化发展的重要一步，若单纯地由政府官方推广中医药文化，势必会引起西方国家的揣测和猜疑，中医药文化国际传播应尽量避免出现孔子学院被迫关停和负面报道的情况[13]。

以中医药为文化元素开发设计的文创产品可以成为中医药对外传播的物质载体，起到双方沟通互通、文化交流的作用。中医药文化中的视觉元素非常丰富[14]，主要有典籍图谱类、招幌类、器具类、仿单类等。其中典籍类中有中草药、自然气象元素、动物造型、人体经络、人体脏腑解剖等，招幌类有葫芦、虎撑、眼睛、阴阳鱼等，器具类有中药秤砣、碾子、火罐、针灸、脉枕、捶背器、按摩衣等。这些丰富的视觉元素都蕴含着鲜明的中医药文化符号，不仅有朗朗上口的寓意，还能折射出中医药丰富的理论价值与审美价值。同时中医药立足阴阳五行等思想基础，将无形变为有形，有助于不同背景下的人群真正走进中医药的文化内涵中来。目前中医药文创产品一直处于准备阶段，产品较为单一，故需要加快推动文创产业设计的专业人才与研究中医药文化及文献典籍的优质人才进行强强联合，通过视觉刺激引起情感共鸣，寻求加快中医药文化元素为基础的文创产品研发、生产、投入，以商品的方式进入海外市场以此减少贸易壁垒，有助于缓解海外对中医药理论晦涩难懂的问题，对于提高海外中医药文化的接受度有一定的促进作用，同时中医药自身产业将会更加多元化。

参考文献

[1] SABINE D. KLEIN, LOREDANA TORCHETTI, MARTIN FREI-ERB, et al. Usage of complementary medicine in Switzerland: Results of the Swiss health survey 2012 and development since 2007[J]. PLOS ONE, 10 (12): eo144676.1 - eo144676.2.

[2] Anlagen. Naturheilpraktiker[EB/OL]. https://www.llv.li/files/ag/naturheilpraktiker-okt16xlsx.pdf.

[3] Liechtensteinisches Landesgesetzblatt. Nr. 30. Gesundheitsgesetz (GesG) Art. 24. [EB/OL]. [2008 - 01 - 31]. https://www.gesetze.li/konso/2008030000/?version = 11.

[4] Liechtensteinisches Landesgesetzblatt. Nr. 39. Gesundheitsverordnung (GesV) Art.54. [EB/OL]. [2008 - 02 - 01]. https://www.gesetze.li/konso/2008039000/?version = 10.

[5] 新华网. 列支敦士登愿加强与中国的双边交流和商业合作[EB/OL]. [2021 - 06 - 06]. https://www.chinanews.com/gj/2021/06-06/9493655. shtml.

[6] IBK - Preis für Gesundheitsförderung und Prävention [EB/OL]. [2022 - 11 - 22]. https://www.llv.li/inhalt/12447/amtsstellen/internationale-bodenseekonferenz-ibk.

[7] 鲜慈英，凌志峰，黄斌，等. 中医药治疗抑郁症研究现状[J]. 湖北民族大学学报，2020，37(1)：75 - 78.

[8] 沈海滨. 漫步“袖珍之国”列支敦士登[J]. 防火博览，2020(6)：58 - 65.

[9] 张伯礼. 将中医药原创思维与现代科技结合[J]. 中国科技奖励，2017(2)：6.

[10] 高静，郑晓红，孙志广. 基于中医药海外中心的现状论中医药国际传播与认同[J]. 中医杂志，2019，60(10)：819 - 822.

[11] WANG J, GUO Y, LI GL. Current status of Standardization of Traditional Chinese Medicine in China [J]. Evidence-Based Complementary and Alternative Medicine, 2016: 1 - 7.

[12] TANG H, HUANG W, MA J, et al. SWOT analysis and revelation in traditional Chinese medicine internationalization [J]. Chinese Medicine, 2018, 13(5).

[13] Jay Todd Richey. Academic freedom as a human right: the problem of confucius institutes[D]. Western Kentucky University, 2017, 28(6): 1 - 112.

[14] 刘洁. 基于中医药的文创产品设计研究[D]. 西安：西安美术学院，2019(5)：1 - 59.

中缅中医药与传统医学合作现状与建议

邵　沁　陈佳乐　宋欣阳

2020年1月17至18日,习近平主席新年首访缅甸。缅甸与中国保持良好的外交关系,自两国建交以来已有70余年。对于中缅两国中医药与传统医学的合作发展,随着“一带一路”建设的推行与延续,应当有新的变化和进展。缅甸传统医学备受重视,但基础医疗体系仍旧较弱。中国与缅甸历史交流不浅,中医药“治未病”的优势与缅医相得益彰。对中缅传统医药合作现状及所面临的机遇和挑战作简要分析,并根据此次习近平主席国事访问之后中缅合作关系进一步提升提出相应的传统医药发展策略,有利于两国全民健康卫生目标的实现,是中缅两国加深友谊的良好契机。

一、缅甸传统医学发展历史现状

缅甸传统医学历史绵长,在11世纪即出现当地医学。在14—19世纪缅医加快发展,出现大量医学著作。经历了蒲甘王朝、阿瓦王朝和贡榜王朝后,缅甸进入殖民时期,缅医受到西方医学的大面积冲击。缅甸的传统医学理论体系基于佛教哲学和印度阿育吠陀医学。2019年10月,缅甸传统医学代表团前往新德里参加湄公河-冈加传统和免费医学合作研讨会。直至今日,缅甸传统医学依旧与印度传统医学保持紧密联系。

缅甸传统医学依旧是缅甸卫生体系中的主流,是不可或缺的部分。缅甸积极确立传统医学法律,缅甸联邦共和国签发的《传统医学委员会法》于2019年1月25日起生效。缅甸传统医学协会主席U Nyunt说:“我们将根据辩论的结果和谈判的结果,努力修订《传统医学委员会法》。”目前缅甸传统医学不发达,因此,迫切需要传统医学老师参与修改《缅甸传统医学委员会法》。只有这样,缅甸的传统医学才能得到发展。仰光州议会社会与管理委员会主席U Thar Aung说:“传统医学老师的角色对于传统医学的发展和康复至关重要。缅甸传统医学史不可忽略。它必须是用新鲜草药制成的道地缅甸传统药物。自出生以来,我们缅甸人民就开始接受缅甸医学的抚养。因此,我们将从缅甸传统医学老师那里收集数据以发展缅甸传统医学。”1953 年,缅甸在卫生署之下成立了传统医学促进办公室。1989 年,医务部下设独立的健康部门。该部的目标如下:① 通过全面的传统医学为整个国家提供服务,通过符合国民健康的现有医疗系统提供服务计划。② 建立治疗标准体系。③ 审查并找出全新的方法安全有效地开发治疗剂和药物。④ 培养高质量的传统医学从业人员,通过技能和实践并行的方式对医疗服务提供者进行训练。但由于缅甸本身尚未推行医保制度,中医和传统医学的费用仍需公民自己承担。

缅甸定期举行传统医学大会推动传统医学的发展。2019 年 2 月在缅甸中部曼德勒市举行了第 9 届传统医学研究大会,发表了 39 篇研究论文和 11 篇研究海报。2018 年 12 月下旬,缅甸首都内比都举行了第 19 届传统医学从业者大会,以促进缅甸传统医学的全面发展,并设立越来越多的传统医学医院和诊所。同时,政府建立了传统医学大学,以培养合格的从业人员来发展传统医学。

二、中缅中医与传统医学交流历史

1103 年,大理国王段正淳遣使访宋,共求获 69 家经书,62 部药籍[1]。明清时期,中缅两国的交流达到高峰。清兵入关后,明永历帝逃入缅甸境内。清军多次往返导致大量官兵流落在此。伴随动乱的时局,两国人口交往频繁,不可避免地在社会文化等多方面对彼此产生影响。中医药此时在缅甸产生深远的影响。

1795 年缅甸遣使孟干将《本草纲目》等重要典籍传回缅甸。福建华侨医生胡子钦于 19 世纪 60 年代中期至缅甸行医,并开设药行。其后代吸收中缅古方,融汇两国医学知识,承袭祖业,悬壶济世,受到患者的欢迎。

三、中缅传统医药合作现状

中缅中医药合作可以大致分为中国—东盟中医药合作与中国—缅甸中医药合作,前者随着近年来中国与东盟国家的进一步加深合作,医药卫生领域的相关交流日渐频繁,传统医药合作交流逐渐深化(表 2-1)。而后者仍属于滞后阶段。1948 年,缅甸独立后少与其他国家来往,传统医学交流一度缺乏政府管理,20 年后,“旅缅中医协会”获批建立[2]。缅甸曾先后颁布《缅甸传统药品法》和《缅医行医法》,法规中对于传统医学从业者(包括中医师)的注册管理根据类型作出明确规定[3]。而此后,缅甸政府与中国政府再未签订传统医学相关协议、规定等。

表 2-1 中国—东盟传统医学领域相关文件

时 间	文 件	相关内容
2007.01.14	《中国—东盟全面经济合作框架协议服务贸易协议》	向中国开放东盟十国的医药市场,允许设立独资/合资企业,放宽股比设置等
2009.10.28	《中国—东盟传统医药南宁宣言》	据各国情况,在传统医学的医疗卫生保健、医疗教育、科研等方面增进沟通、协同共进
2014.11.13	《第17次中国—东盟领导人会议主席声明》	基于《中国—东盟卫生合作谅解备忘录》,在医疗健康领域增进合作
2016.10.26	《中国—东盟卫生合作与发展南宁宣言》	增强与东盟各国在多个领域的卫生合作
2016.10.27	《中国—东盟传统医药交流与合作倡议书》	增强与东盟国家在传统医学方面的沟通与协作
2018.09.20	《"健康丝绸之路"建设暨第二届中国—东盟卫生合作论坛合作倡议》	协同面对重大传染病威胁及合作防范公共卫生风险;鼓励东盟诸国对预防管理非传染性慢性疾病的经验沟通;增强相互之间的交流与人才培养

数据来源:中国—东盟自由贸易区官网。

四、中缅传统医学合作新机遇

(一) 皎漂项目为中缅中医药贸易往来提供窗口

2020年1月,国家主席习近平受邀对缅进行国事访问。两国签署29项各领域合作文件,双方发表联合声明[4],特别提出:"着力推进皎漂经济特区、中缅边境经济合作区、仰光新城三端支撑和公路铁路、电力能源等互联互通骨架建设。"

皎漂港的建设是缅甸未来发展的关键一步,是新兴的能源基地。皎漂港是一个南北向的狭长海港,皎漂经济特区的马德岛上有多个重要码头和水库,且自然资源十分丰富,是重要的原油汲取和运输位置。优越的地理位置有利于交通运输方面的基础建设,航道和中缅铁路的终点均设立于皎漂经济特区。

中缅两国对于皎漂项目的合作在2017年已经萌芽,但在融资方面尚未达成一致。2018年11月8日,经过股比调整,中缅双方签署了皎漂深水港项目框架协议。皎漂港的地理位置与自然医院的先天优势决定了皎漂港的建设势必有利于缅甸社会经济发展,可以解决仰光港目前的航运限制问题。随着中国"一带一路"倡议推进,可通过皎漂港打通东南亚向南亚发展的通路,为中国航运和能源的发展添砖加瓦。皎漂深水港将成为中缅经济走廊的重要组成部分,因而中医药与缅甸传统医学的贸易往来,也可借皎漂之东风,基于中缅人民对于传统医学长期以来的共同认可,步入新的发展时代。

(二)中缅文化旅游年推进中缅传统医学医疗旅游

2020年1月17日,中缅文化旅游年正式启动。两国文化旅游年的启动既是对过往70年友谊的完美总结,也意味着两国将会继续延续良好的交往。文化旅游年的多样活动不仅将促进上层的经济政治往来,更将有利于两国人民的文化交往。此外,2019年11月9日由中国文化和旅游部、中国国家中医药管理局与广西壮族自治区人民政府共同主办了中国—东盟传统医药健康旅游国际论坛。本次论坛举办于"长寿之乡"广西河西,旨在研究中医药与传统医学医疗旅游的新发展与新思路。

中医药文化旅游、健康旅游不仅能促进中医药文化传播及提供多元的医疗康复服务,同时也是让中缅进一步了解两国传统文化的方式。根据《中国服务贸易状况》报告,旅行服务作为中国服务贸易逆差的主要来源,占总额的97.8%,规模达到了11 553.5亿元。若能在医疗旅游领域产生突破,中国的服务贸易发展产生重要影响。中医药文化旅游与健康旅游,既服务于两国人民的健康,更有利于经济发展。

(三)中国—缅甸中医药中心的建立

2019年8月27日,缅甸曼德勒成立了中国—缅甸中医药中心。该中心由云南中医药大学主持建立,是中医药"一带一路"建设的关键步骤。两国文化交流历史悠久,中心的建立将会为中缅两国传统医学的发展提供更好的环境与研究条件,包括中医药教育、医疗保健服务、中医药科学研究等项目,相信也有利于缅甸基础卫生设施的建设并将有利于两国传统医学的可持续性发展。

五、中缅传统医学领域合作面临的挑战

(一)日本对缅甸传统医学较为关注

缅甸的地理位置处于东南亚与南亚的交界,是开拓亚洲市场的重要一环。尽管内政混乱和长期封闭,缅甸仍有着很强的经济潜力。故而对于缅甸的关注,日本也从未减弱。日本对于缅甸基建项目的援助集中于铁路和港口的发展,包括仰光-曼德勒铁路升级改造项目和曼德勒港口升级项目。

在传统医学方面，日本国际合作社2006年就已经在缅甸耗费5 800万日元（约合381.5万人民币）开展传统医学合作项目。日本看好缅甸传统医学的公众期待和传统药物的经济性与安全性。然而，缅甸传统医学的质量和传统医学从业者的资质仍然是一个重大问题。根据日本研究，目前在缅甸卫生部传统医学司注册的9 045名传统医学从业人员中，只有大约1 612名在公共机构接受了教育。因此，无论是否注册，大多数在偏远地区进行诊断和治疗的人都没有经过正式培训。且项目对缅甸传统医学的使用现状进行了研究。根据结果，选择目标区域收集经常观察到的疾病、处方和草药使用的相关信息，从而为传统医学从业者编写诊断和治疗手册提供资料，还将对他们进行适当的培训。该项目将为改善缅甸传统医学从业人员的研究生教育以及在职培训提出建议。2013年、2018年缅甸先后出版了两部《缅甸草药药典》，均受到日本财团立邦基金会资助。同时在言辞之间，日本也将中国视为竞争对手，直接表示对于缅甸的支持。可见，日本对缅甸的在意程度。

（二）缅甸传统医药研究与管理滞后，人才稀缺

虽然缅甸民间普遍对于传统医学有着极高的认可，然而在规范化研究与管理方面相对落后。1967年缅甸成立传统医学学院。近10年之后，才建立缅甸传统医学医院和研究所（1976年），并于21世纪初成立传统医药大学（2001年）及传统医学从业者协会（2002年）。传统医学高等教育发展的滞后使得缅甸对于传统医药的研究仍处于起步阶段。《缅甸草药药典》的发布是缅甸传统医学进入规范化管理与监督的重要标志。据《缅甸药用植物名录》不完全统计，缅甸约有不少于1 500种植物有医疗价值，但是其中大部分植物相应的功效仅掌握在民间草医和寺庙僧侣手中。因而，对于缅医的研究与管理需要更多人力、财力的投入。

六、基于习总书记国事访问之后的新策略

（一）不畏竞争，坚持对缅甸传统医学的支持

目前中医药与其他传统医学在慢性病治疗方面的优势在国际社会上有目共睹。中医药针灸推拿与草药治疗的经济性与便捷度具有难以超越的优势。中国支持中医药在缅甸的发展，是有利于缅甸全民健康的善意之举，绝非出于私利。以传统医学、传统文化作为沟通的纽带，用传统巩固中缅深刻的友谊，用医学为两国人民添福祉，相信传统医学将在缅甸生根开花，也必定会为缅甸民众带去健康。

此外，在加快两国传统医学合作的进程中应发挥政府的带头作用。政府间合作

是有力支持也是坚强后盾,推进政府间合作亦是对企业、社会团体在中缅传统医药领域进一步投入的鼓励。

(二) 充分利用皎漂项目,拓宽药材市场

中缅传统医学有许多共通及不同之处。药材市场的交流与贸易不仅能为两国带来更多的经济效益,也有利于中缅传统医学的发展和文化的交流。皎漂港的建立,意味着缅甸的航运承载能力得到了大幅度的提升,为中药材的贸易提供了渠道。而与缅甸接壤的云南是中国十大药材产地之一,拥有着丰富的药用植物资源、道地药材,诸如云木香、云连等。

尽管缅甸在中药材审核方面尚未设立专项政策,但是缅甸民众对于中医药接受程度较高。通过加大对于缅甸中医药交易方面的投入,可以促进缅甸对中医药政策与法律的完善,有利于中医药在缅甸的进一步发展。

(三) 加快建设中国—缅甸中医药中心

加大对中国—缅甸中医药中心的研究投入。以两国传统文化交流融合为宗旨,为传统医学的研究给予支持。从草药分析到临床试验,让中缅两国的传统医学在现实中交织碰撞,迸发出新的火花。关注缅甸传统医学人才培养,投入物力也要投入人力,要进行规范化的中医药及缅甸传统医学执业人员培养。最为重要的是在临床治疗上进行援助。开展大规模的义诊,进行定期的专家会诊,为缅甸民众的健康带去实质性的帮助。另外,加强对缅甸开展健康科普和中医药传统文化宣教,发挥中医药治未病作用,开办太极、推拿等培训班。中国—缅甸中医药中心的建设是中缅两国友谊的象征,有助于中医药国际化发展,更有利于提升缅甸民众健康水平。

参考文献

[1] 雷信来，郑明钧. 南诏大理国对唐宋王朝的历史文化认同[J]. 广西社会科学，2015(6)：119-123.

[2] 王锐，申俊龙.浅析中医药在东南亚的传播与发展[J].世界中医药，2015，10(12)：1976-1979.

[3] 潘沙沙，张思容，王露，等.21世纪海上丝绸之路沿线国家中医执业法规研究[J].中国卫生事业管理，2016，33(8)：595-598.

[4] 中国政府网.习近平主席对缅甸进行国事访问引领中缅胞波情谊迈入新时代[EB/OL].(2020-01-19)[2020-01-27]. http://www.gov.cn/xinwen/2020-01/19/content_5470855.htm.

浅析粤港澳大湾区与新加坡中医药联动与展望

袁梓朗

2006年以来,广东省开始实施《广东建设中医药强省实施纲要(2006—2020年)》。中医药强省战略实施以来,广东的中医药事业发展得到了强有力的政策支持,中医医疗机构医疗服务量也迅速增长。新加坡位于东南亚地区的中心,面积约707.1平方千米,人口超过550万,华裔占80%;地处太平洋与印度洋的航运要道——马六甲海峡的出入口,地理位置优越。1819年,新加坡开埠后,各地的华裔同胞陆续移居到新加坡,其中大多来自中国广东、福建地区。因为中国广东与新加坡地域相近、文化相似,所以广东的岭南中医药文化与临床在新加坡有着良好的基础和发展前景。

一、新加坡与粤港澳大湾区的中医药发展现状及历史回顾

(一) 新加坡

1994年,新加坡卫生部对中医药在该国发展的现状进行了调查,并对中医药的安全监管以及从业者的培训等问题提出建议。研究显示,当时的门诊患者有12%都接受过中医治疗。1995年,卫生部成立了传统和补充医学分会,作为传统和补偿医学管理部门。基于中医药在民间的广泛接受度,并且考虑中医药在中国已经经过30多年的发展以及补充医学的全球普遍应用,1995年10月,新加坡卫生部专门针对中医药制定并发布了中医药政策,促进中医药的应用、监管和从业人员的培训。2000年,新加坡颁布了中医药执业者法案《中医注册法令2000》,中医执业者需要通过卫生部的中医管理委员会考核注册。中医管理委员会鉴定中医学课程及承办课程的中医院校是否符合要求,以及管理注册中医者的专业行为、职业操守与道德。2001年、2002年新加坡分别制定并实施了针灸和中医执业者登记管理制度[1]。新加坡是东南亚最早制定中医药法规制度的国家,由此奠定了中医在新加坡的医疗地位。至今,新加坡的中医药

法规制度以及培训院校课程也是东南亚最完善的。

对于中药产品的监管,1999年,新加坡颁布的《药品法》规定了中成药产品上市审批程序,由新加坡卫生科学局负责中药产品的审批和监管。2009年,卫生科学局发布了中成药生产的药品生产质量管理规范(GMP),名称为PIC/S,采取与传统制药相同的GMP监管,当局定期对生产企业和实验室进行检查[2]。只有保证中成药以及草药的质量和安全性才能保证中医疗效。

新加坡是一个多民族国家,而中医药是使用最广泛的传统医学,有研究显示大约88%的国民都使用中医药[3]。2015年12月31日,新加坡注册中医执业人员共有3 057人。2 808人为中医医师,其中1 161人同时注册为针灸师,249人只注册为针灸师。2015年,共有159人获得中医专业学位,其中87人(54.7%)通过了新加坡中医医师注册考试[4]。新加坡中医师公会下属中医学院成立于1953年,与广州中医药大学联办七年制中医学士学位、中医博士研究生课程及供西医修读的针灸专业文凭课程,使新加坡更早接触到岭南中医药文化以及知识。而且新加坡的气候特点与民众体质和岭南地区较为相似,正所谓"一方水土治一方人",岭南中医药知识及经验十分适用于新加坡。这是粤港澳大湾区中医药与新加坡中医药联动的优势。

(二) 中国

1. 香港地区　香港因特殊的经济制度、国际金融中心和中西文化交流中心的地位,在发展中医药和推动中医药国际化的进程中拥有很大的优势。在香港特区政府和社会各界的共同努力下,经过广泛的咨询和讨论后,1999年7月14日,立法会通过了《中医药条例》,随后中医药管理委员会于1999年9月成立,它是负责制定和执行各项中医中药管理措施的独立法定组织[5]。虽然比中国内地以及新加坡的中医立法晚很多,但此举也标志着香港中医的地位从此受认可,是香港中医发展重要的里程碑。

1998年,香港浸会大学率先开创全日制中医及生物医学理学学士课程,香港大学和香港中文大学也紧跟其后开设全日制中医学士课程。从这时开始,香港的中医也慢慢地由师承或者自学组成过渡为由高等教育的中医组成。而且这三所大学的师资除了小部分为本地的中医师,多数来自广州中医药大学与上海中医药大学,毕业的实习基地主要以广州中医药大学的附属医院为主[6]。香港中医教育与临床经验受广东岭南中医学影响较大,所以粤港澳大湾区的中医粤港联动可谓是合作无间。

截至目前香港浸会大学中医药学院拥有九家直属诊所,香港大学中医药学院和香港中文大学中医学院则分别拥有两家和一家,这也是学习内地中医教育与临床相结合的模式[7-9]。东华三院、仁济医院、博爱医院、工联会、仁爱堂等慈善机构都设有中医门诊部，还有其他个体户开设中医诊所[10]。但香港目前还没有一家综合中医院，计划在将军澳建造香港中医院，这也是香港中医师们的美好愿望。

2. *澳门地区* 回归后，澳门利用自由港地位及稳定的社会环境，还有和西方紧密的经济联系，逐渐建立起中医药科技与产业发展的国际平台。澳门政府在2003年的施政报告里就提出将中医教育和中药科研产业定位为重点发展领域[11]。中医教育方面，澳门科技大学中医药学院建立于2000年，通过多年的发展，已经建立了中医药高等教育体系，主要有本科、硕士、博士全日制课程，专业为中医、中药和中西医结合，已经为澳门的中医药医疗服务、教育、科研和产业提供了高水平的中医药专门人才，对于推动澳门中医药产业的发展打下了扎实的地基，也将促进澳门经济的发展和经济制度多元化目标的实现[12]。由于地方和人口较少，澳门中医临床研究很难取到合适的样本，也让很多澳门年轻中医师无法积累更多的经验。所以澳门中医联合广东省、香港中医打造粤港澳大湾区，中医药共享平台势在必行。

3. *广东省* 广东省的中医药医疗服务能力近年来有了长足的发展和提高。自2006年率先提出建设中医药强省，经过十多年的发展，广东取得了显著的成果，中医药服务体系不断完善，中医药服务水平得到提升，中医药人才素质逐渐提高。2011—2015年，广东省内中医执业(助理)医师数和每万人中医执业(助理)医师数不断增长，年增长率分别达到7.73%和6.78%。同时，学历结构得到完善，研究生的比例不断上升，专科的比例不断下降，中医人才队伍逐渐壮大，保证了中医药服务医疗质量的结构质量；其次，床位数不断上升，中医院数量增加，中医药服务网络逐步健全。中医院是中医药临床发挥作用的重要阵地，中医院规模的扩大对促进广东省建设中医药强省有着至关重要的作用。此外，中医院的诊疗人次和出院人次分别突破1亿7千万和150万，从这组数据还有广东各中医院对治未病科的重视，以及通过科普让民众更加了解中医药与未病先防的概念，可以看出广东省中医药服务能力的稳步提升和增强[13]。

广东省的中医药教育主要由广州中医药大学负责。广州中医药大学的前身是成立于1924年的广东中医药专门学校，是中华人民共和国首批建立的四所中医药高等学校之一，原直属国家卫生部、国家中医药管理局领导，2000年转由广东省人民政府管理。2017年该校入选首批国家“双一流”学科建设高校，2018年整体进入广东省高水平大学建设单位。广州中医药大学是拥有一级学科国家重点学科的两所中医药高校之一，也是拥有一级学科国家重点学科的唯一省属高校，整体办学水平、医疗服务能力和国际影响力均位居全国中医药院校前列。

广东省无论在中医药教育方面还是中医临床方面都居全国前列，这为粤港澳大湾区的中医药发展打下了一个坚实的地基。

二、粤港澳大湾区与新加坡中医药联动及展望

综合上述对各地中医药现状的分析，首先讨论粤港澳大湾区的联动与展望。中国以中医药从大湾区走向世界为主题，聚合粤港澳三地力量，搭建高端交流的平台，总结交流粤港澳合作的成功经验，探讨粤港澳深入合作推动中医药传承创新发展的路径，对于促进中医药走向世界意义重大。粤港澳地区有共同的中医药文化背景，学中医、信中医、用中医的氛围浓厚，希望在推进粤港澳大湾区建设的大前提下，三方合力共赢，共同为推动中医药传承创新发展贡献出应有的力量。广东省可为港澳提供强大的中医药资源后盾，香港与澳门则可利用自身的国际化，为广东省中医药推向世界担任中介的角色。

新加坡与中国香港、澳门地区同为自由港，这三个地方成为国际化的都会，与其自由港的特点密不可分。中国香港地区和新加坡在吸引外资、发展加工工业和仓储业、促进对外贸易和转口贸易的过程中，创造了就业机会，繁荣了地区经济。它们成为自由港包括8个方面的因素，即政策环境宽松、投资领域开放、金融开放、贸易自由化、监管宽松、税赋宽松、法制完善、自然人移动便利。这些因素也成为中医药发展的加速器，因为中医药发展如果只靠商业行为是不行的，必须要政策环境扶持[14]。而中国澳门地区作为国际著名博彩业大都市，与中国香港地区乃至全世界葡语系国家和地区都有着十分密切的商业联系，通过这个平台可以快速实现中医药国际化。新加坡处于马六甲海峡的出入口，而中药运往欧洲、非洲前大都要经过马六甲海峡；新加坡与中国粤港澳地区也有很多相似的中医药文化背景。中医药教育方面，新加坡中医学院也一直和广州中医药大学合办课程。大致上，新加坡华人会根据自己所属的汉语方言、语言文化组、籍贯或祖籍来做归类。新加坡华人的籍贯相当繁杂，通常可以由其所讲的方言来做辨认。广府人是在保留自己方言方面做得最成功的，36%的广府人在家中讲粤语，在家中讲华语（即汉语普通话）或英语的比率分别占32%和28%。所以新加坡无论从中药的运输及传播，还是中医药教育文化背景、语言文化方面都非常适合与粤港澳大湾区联动发展。

期盼粤港澳大湾区中医与新加坡中医强强联动、互补不足，为中医药的临床和科研发展建立更大的平台，加速中医药的全球化，让中医药为世界各地民众提供更好更完善的医疗服务。

参考文献

[1] 苏芮，庄庭怡，苏庆民，等. 东南亚“一带一路”沿线国家中医药政策及市场调查[J]. 环球中医药，2018，11(9)：1376-1378.

[2] Health Science Authority. Guidelines on good manufacturing practice standard and good distribution practice standard [EB/OL]. [2017-07-11]. http://www.hsa.gov.sg/content/hsa/en/health_products_regulation/manufacturing_importation_distribution/overview/guidelines_on_good_manufacturing_practice_standard_and_good_distribution_practice_standard.html.

[3] LIM MK, SADARANGANI P, CHAN HL, et al. Complementary and alternative medicine use in multiracial Singapore[J]. Complementary Therapies in Medicine, 2005(13): 16-24.

[4] TRADITIONAL CHINESE MEDICINE PRACTITIONERS BOARD. Traditional Chinese medicine practitioners board annual report [EB/OL]. [2017-07-11]. http://www.doc88.com/p-387479657620.html.

[5] 香港中医药管理委员会. 香港中医药管理委员会简介[EB/OL]. [2017-05-30]. http://www.cmchk.org.hk/cmp/chs/#../../chs/main_intro01.htm.

[6] 冯奕斌，黎磊，劳力行. 香港中医药高等教育的回顾与展望[J]. 中医教育，2014，33(4)：1-4.

[7] 香港浸会大学中医药学院. 诊所资料[EB/OL]. [2017-05-30]. http://scm.hkbu.edu.hk/tc/clinical_service/chinese_medicine_clin-ics/index.html.

[8] 香港大学中医药学院. 临床服务[EB/OL]. [2017-05-30]. http://www.scm.hku.hk/clinical_intro_page_1.html.

[9] 香港中文大学中医学院. 诊所资料[EB/OL]. [2017-05-30]. http://www.scm.cuhk.edu.hk/zh-CN/clinic/information.

[10] 香港特别行政区卫生署中医药事务部. 迈进新纪元的香港中医药[EB/OL]. [2017-05-30]. http://www.cmd.gov.hk/html/b5/health_info/doc/A_New_Era_of_Chinese_Medicine_in_Hong_Kong_(2007).pdf.

[11] 黄洲萍，王一涛，胡豪，等. 澳门中医药科技与产业发展策略研究[J]. 世界科学技术-中医药现代化，2008(2)：112-115.

[12] 周华. 濠江传道岐黄业，十三载桃李芬芳——澳门科技大学中医药发展现状与展望[C].//中华中医药学会耳鼻喉科分会. 世界中医药学会联合会第三届世界中医药教育大会论文集，2013：6.

[13] 庞震苗，彭玉琳，徐庆锋，等. 广东省中医药强省建设状况研究[J]. 中医药导报，2018，24(3)：1-5.

[14] 杨明，赵明辉，原峰，等. 香港新加坡自由港政策分析[J]. 新经济，2019(4)：2，4-9.

中医药国际化人才培养现状分析与建议

刘　祎

中医药国际化人才培养工作是中医药国际化工作的基石和动力。通过近年来各界重视度的提升，中医药国际化人才培养取得了一定的成效，但仍存在不少困难和问题。据此，本文对中医药国际化人才进行再定义，提出了“三要素”，通过现状分析，梳理了六个主要问题，借鉴国内外经验，提出对策建议。

一、中医药国际化人才的特征

目前，国内学者已认识到中医药国际化人才培养的重要性，2010年至今相关论文约294篇。但对于什么是中医药国际化人才缺少统一的定义和标准，且存在四个认知误区。误区一：“全能选手。”国际化人才既要对中医药“如数家珍”，又要对其他国家的情况了然于胸。符合这个标准无疑是人才，但这是理想化的标准，缩小了中医药国际化人才的范围。现实中，仅能对中医药临床、教育、管理、文化、产业了解的通才就已“凤毛麟角”了，遑论对世界情况的认识。误区二：“英语超群。”外语只是工具，会外语和懂外事是两个概念。中医药国际化人才不应局限于英语，“一带一路”大量国家并不使用英语。能熟练运用哈萨克语、泰语、缅甸语等的少数民族学生、医生也是重要的中医药国际化人才。误区三：中医专家。中医药国际化人才不一定是中医药专业出身，现阶段非常需要虽然学习其他专业但熟悉中医药某一领域，具有较高文化素养的人才。误区四：炎黄子孙。国际化的中医药人才不一定是中国人，懂中医且熟悉某一国家的外籍人员、来华中医药留学生也是重要组成部分，对于中医药国际化推广有独特优势。

针对这四个误区，我们提出符合“三要素”即为中医药国际化人才。① 具有国际视野。国际视野可细分为：熟悉某一领域的国际规则（如国际标准制定、国际贸易、国际传播等），熟悉某一国家或区域特点，熟悉某一国际组织（如WHO、联合国教科文组织、上海合作组织等)。② 熟悉中医药知识。中医药知识可细分为：中医药临床、药物、教育、科研、文化、产业、管理中某一领域。③ 热爱中医药事业。国际化人才没有国籍和专业的限制，但是一定要热爱中医药事业。综上所述，中医药国际化人才是指具备国际化视野，熟悉中医药知识，热爱中医药事业的人才。

二、培养模式

(一) 学历教育

目前，学历教育中对中医药国际化人才培养主要有以下几种形式。

1. **课堂教学** 近年来，中国各中医药院校相继开始开展外向型中医药人才的培养和中医药双语教学的探索，如北京中医药大学开设跨文化交际等课程，把文化交际和中医的专业基础知识紧密结合起来。《中药英语教程(21世纪高等中医英语规划教材)》等教材相继出版[1]。部分高校开设了具有中医药特点并与现代形势政策、科技文明相结合的通识课程，如上海中医药大学开设中医药与“一带一路”课程等。

2. **海外访学** 各中医药高校积极开展海外访学项目，选派优秀学生到其他国家及中国港澳台地区的百余所学校(机构)访学交流，从而开拓学生国际化视野，提升学生国际合作与交流能力，增强学生的国际竞争力。如广州中医药大学从2007年起与韩国东义大学互派学生交流学习。

3. **合作办学** 中外合作办学提升了国际交流合作水平，学生培养模式更趋多元。如天津中医药大学与英国诺丁汉大学联合办学，课程由双方共同协商设计，联合开发部分课程。一些核心课程由英方提供教材，并派遣教师来天津中医药大学讲授。

4. **举办讲座** 北京中医药大学举办“中医饮食养生文化传承与国际化发展”“NMT：中医药国际标准化的桥梁”等讲座；广西中医药大学研究生会举办“国家文化软实力与中医药文化传播”专题讲座等。

5. **研究生(硕士、博士)培养** 高校鼓励研究生参与国际会议和学术论坛等国际合作交流平台，保持与国际学术界的紧密联系，推动中国高等中医药教育与国际接轨[2]。如2016年11月，南京中医药大学、江苏康缘药业联合举办“2016国际化战略背景下的中医药传承与多学科协同创新博士后学术论坛”。2018年3月，长春中医药大学免费开设国际化中医药人才培养研究生英语提升培训班。

(二) 业务培训

1. **医护人员** 主要是针对外派医护人员。形式有：① 选派学科带头人、业务主干赴国外深造。如 2018 年 10 月,桂林市中医医院乳腺科因公出国培训团赴德国奥尔登堡大学附属 PIUS 医院,参加为期 60 日的“乳腺肿瘤多学科(MDT)诊疗新技术”培训项目。② 境外项目机构合作培养。如 2016 年 8 月,国家卫生和计划生育委员会能力建设和继续教育中心与相关境外项目机构开展合作,推出赴日护理技能实习生项目。

2. **管理人员** 主要是针对政府机关、事业单位和中医药企业的相关管理者进行业务培训。如 2018 年 12 月,上海中医药大学承办国家中医药管理局中医药外向型优秀骨干人才培训班,培训班的学员均为国家中医药管理局从全国中医药管理部门、高校、医疗机构、科研院所遴选的高层次外向型后备人才,以期为全国培养一批政治思想过硬且中医药文化知识、国际语言、国际规则等方面能熟练掌握的外向型复合型人才[3]。

3. **产业人员** 主要是针对不同产业领域,但与中医药国际化有所交叉的工作人员。中医药推广涵盖医疗技术、器械制造、药物研发与生产(中医药产业园)、文化传播等多个方面,这要求核心从业人员中有相当一部分掌握相当程度的中医药知识。但产业人员的中医药业务培训案例较少,往往是通过合作形式。如威海紫光金奥力生物技术有限公司与山东中医药大学合作,引入中医药人才,校企合作培养第一线产业人员。

(三) 实践练兵

1. **中医药国际合作专项** 在学生培养方面,海外中心和国内基地以实习、见习、授课三种形式培养人才,通过各类培训,有效提升了中医药国际化人才队伍水平,为中医药海外未来发展储备了必要的专业人才。

2. **中医药服务贸易骨干企业(机构)** 很多企业进行了中医药国际化人才培养的探索:天士力集团通过引进国内外的各类科研和技术高级人才,尤其是注重引进具有海外研究工作背景的人才,采取“实践练兵”方式,实施具有国内领先或国际先进水平的中医药科研项目,完全实现“项目 + 人才 + 平台”的有效结合,大力培养国际化人才,从而加速中医药现代化和国际化的进程。同仁堂集团为国际市场竞争需要,把国内的 500 多家子公司作为培养国际化人才的基地,同时根据市场变化,不断引进人才并进行针对性培养。课程包括药店经营管理、当地法律文化、中医药知识、外语等,培训完考查合格后派往海外。外派人员实行轮岗制度,每 3 年进行一次内部轮换,并需定期回到总部述职交流,循环交替培养国际化中医药人才[4]。

(四) 外籍人才:留学生、国际教育、外籍人士

1. **留学生** 来华留学生是中医药国际化人才的重要组成部分,他们熟悉本国情况,能够将中医药理论、技术、文化和产品与本国情况相结合,进行“本土化”的传播。

2. 国际教育 海外中医药教育的主要院校见表2-2。

表2-2 海外中医药教育的主要院校

国家	时间	学校
澳大利亚	20世纪60年代末	澳大利亚针灸学院
	1992年	澳大利亚皇家墨尔本理工大学
	2012年	悉尼科技大学、西悉尼大学和皇家墨尔本理工大学、澳大利亚自然健康学院、南部自然疗法学院、悉尼中医学院
新西兰	1989年	新西兰针灸中医药学院
	2006年	新西兰中医学院
越南	1988年	东医研究院
泰国	2004年	泰国华侨大学
新加坡	1953年	新加坡中医学院
菲律宾	2005年	菲律宾东方大学医学院
南非	2003年	南非西开普大学
英国	1996年	威斯敏斯特大学
	1997年	伦敦中萨大学健康教育学院
法国	1990年	法国巴黎大学医学院
比利时	1990年	比利时中医学校
智利	2000年	智利拉丁美洲中医学院

3. 外籍人士短期培训 针对外籍人士开设的中医药短期非学历教育的专题研修项目,介绍并展示中医药的医疗、教育、科研、文化等内容。如2018年10月,上海中医药大学为"一带一路"沿线国家医学高端人士主办了中医药研习班,包括主题讲座、考察参观、医生交流、学员沙龙、文化体验等多种形式,为来自四大洲19个国家的36位卫生部官员、西医和医学教授展示了中医药发展现状。

三、问题梳理

(一) 中医药国际化内容未纳入高校教学体系

中医药国际化内容未纳入高校教学系统,没有纳入中医药学生的培养方案。具体问题表现为缺少课程，一般仅有中医英语课程，鲜有与中医药国际化发展相关的通识课程。教材也局限于中医英语和中医药翻译等方面，师资队伍不足，国际化研究方向的老师倾向于开讲座，而非授课。

（二）业务培训多为应急“临阵磨枪”

基层单位的中医药国际化人才培养缺乏长远考虑和整体规划，往往是为了应急，根据自己的实际需要“临阵磨枪”。课程设计多为各类讲座的拼凑，缺少系统性。

（三）缺乏吸引跨界人才的机制

中医药国际化人才涉及的领域涵盖国际关系、经济、产业、文化、教育、传播等，目前缺乏吸引多领域人才培养机制，其他领域的高精尖人才很少涉猎中医药领域，有兴趣了解者也难找到合适的培养方式。

（四）外籍人才缺少中医药认同教育

由于文化背景的差异及中医药课程学习具有一定的困难性，如在学习过程中缺少中医药认同教育，未能建立中医药事业的自豪感和为中医药事业奋斗的使命感[5]，部分外籍人才可能会对中医药产生抵触心理，轻则导致人才流失；重则回国之后自立门派，去“中医化”，不仅不促进中医药国际化发展，还会形成反作用。

（五）缺少人才培养的具体政策和实施机构

目前，国家层面尚未出台中医药国际化人才培养的具体文件政策，缺少专门的人才培养管理部门及健全的组织机构和管理工作体制，起不到引导、规范、约束的作用，常出现角色、职责、部门工作关系不明确等问题，难以拓展性地开展工作，影响了国际化人才培养工作的进程。

（六）缺少人才培养专项经费

中医药国际化人才培养周期长、投入大，目前国家尚未在资金上予以保障和支持，导致人才培养工作难以落实。

四、经验借鉴

（一）国内企业国际化人才培养经验

1. 华为集团　华为通过明确国际化人才的能力素质标准，在组织内进行海选，选拔优秀者或高潜力者，甚至是高层管理人员，派遣到海外“试水”。后根据不同的海外市场特点，差异化地精准投放，以提高人才与市场的匹配性，提升海外人才派遣成功率。

2. 海尔集团　海尔认为企业的国际化关键在于人的国际化。为提高人员素质，海尔一方面整合全球人力资源，一方面加快培养自己的内部人才。1999 年海尔兴建了海尔大学校部，邀请国内外专家学者对海尔高层管理人员进行培训。

3. 万向集团　万向集团聘用当地不同国籍、具有多国文化背景的各类优秀人才，实施本土化用人，以本土化带动国际化。虽然国外的本土化用人直接成本较高，但他们熟悉当地的法律、文化，容易与客户沟通，有经验，社交圈子大，不仅拉近了企业与市场的距离，降低了国际化运作成本，更增加了企业人才结构的跨文化容量，促进了人才国际化的进程。

4. 阿里巴巴集团　阿里巴巴集团启动"全球领导力学院"项目，学员拥有良好的教育背景、工作经验和行业背景丰富，另一些则拥有早期创业团队的经历。学员在总部接受为期一年的轮岗工作、课程培训和项目实践后，将被选派到阿里巴巴集团驻外国办公室，运用所学知识与经验，进一步开拓海外业务，成为国际业务骨干以及文化大使。

（二）国外经验借鉴

1. 韩国：重视文化认同教育　韩国韩医教育特别注重本土历史文化的教育和认同教育，其本国的历史及医学史贯穿于韩医教育始终，从而培养对韩医事业的感情、强烈的民族精神和爱国情怀。通过认同教育，韩医师们建立了韩医学事业的自豪感和使命感，立志承担继承和发扬韩医的重任。

2. 印度：外派练兵宣传传统医学　印度将本国传统医药推广与对外文化交流相结合，在印度驻外使馆中设立阿育吠陀、瑜伽、自然疗法、乌纳尼、悉达多和顺势疗法(AYUSH)信息点，或者通过印度文化关系部在指定地点建立印度传统医药推广中心，并在该中心举办各类促进 AYUSH 宣传推广的活动。每个信息点由 AYUSH 部专派一名专家进行单独管理，该专家即为印度传统医学国际化人才，在这个信息点开展讲座、咨询、研讨会和培训课程等工作实践。

3. 古巴：双边医疗技术合作密集　古巴的医疗服务是国家支柱性产业，具有优质的医疗资源，"医疗外交"是古巴的特色之一。古巴外派医务人员积极向他国提供医疗援助，并开展医疗合作，同时加强与其他国家的医疗技术合作交流，培养了实践能力强的国际化人才[6]。

4. 美国：医学生国际临床"轮转"　1978 年，5.9%的美国医学毕业生具有国外临床教育培训的经历；2004 年上升到 22.39%。医学生从发达国家到发展中国家进行国际临床"轮转"不仅能提升学生的临床技能，而且能让学生了解不同社会经济背景下，同一种疾病临床表现和处理方式的差异，以培养高素质医学国际化人才[7]。

五、对策建议

(一) 将“国际化”作为中医药高等教育人才培养目标之一

一是将“国际化”作为中医药高等教育人才培养的目标之一。学历教育模式应重视学生中医人文素养和国际化视野的培养,使人才一方面具备深厚的中医药文化底蕴,另一方面建立国际化视野,强化素质能力。二是探索国内中医药国际化人才培养模式,围绕培养目标,细化培养方案,进行国际化相关课程开发、教材编写和师资储备。三是借鉴美国经验,在条件允许情况下为学生提供海外实习、轮转机会。

(二) 针对不同人群开发继续教育课程

一是通过国内培养、国外引进、联合培养等途径针对不同人群开发继续教育课程。二是借鉴华为经验,根据不同的国家医疗特点,差异化地进行业务培训,以提高人才与当地的匹配性,从而提升海外中医药国际化人才派遣的成功率。三是借鉴古巴经验,外派驻海外的医护人员,加强与其他国家的医疗技术合作交流,在医疗实践过程中培养国际化素质。

(三) 广泛吸纳跨界人才,充实中医药国际化队伍

一是不拘一格选人用人。建立有效的人才吸引机制,广泛吸纳语言、文化、农业、工业设计等诸多领域人才,对一些特殊领域的人才要建立灵活的录用机制。二是形成高层次人才的新型使用和激励制度,使高层次人才引得进、用得好、留得住。建立公平、公正、科学的绩效考评体系吸引其他领域的人才,可根据情况实行福利制度的创新,探索住房补贴、国外培训等新的福利模式。三是为跨界人才提供相关中医药培训,打破从事中医药国际化工作的“心理障碍”,借鉴阿里巴巴集团经验,使多学科知识交叉融合,形成不同的人才类型。

(四) 充分发挥海外中医药人才的优势,使其为我所用

一是充分利用海外中医药名医资源。将分散的,不论是华人还是外籍人士的中医大家们集中发掘,探索中医药海外名中医评选,帮助他们建立中医药工作室,做好学术传承,发挥他们的号召力和影响力。二是通过国际会议或传习班为海外中医提供交流展示的平台。邀请不同国家的中医药专家介绍他们如何传承中医药,如何结合地域、文化等特点传播中医药。三是在各类培训中融入对中医药的认同教育。外籍人才不仅要认知中医药,更要认同中医药;不仅要知华,更要亲华友华。可借鉴韩国经验,培育外籍人士对中国传统文化的热爱和更深层次的认同,让他们以“中医人”

为荣，增强对中医药文化认同的内在动力。

（五）制定中医药国际人才培养的制度保障

中医药国际化人才是决定中医药国际化发展的关键因素，对这一问题应该引起高度重视。一是国家层面应出台中医药国际化人才培养相关的文件政策，包括对中医药国际人才的培养、选拔、评价和保障政策等具体内容。二是建立健全中医药国际人才培养的管理运行机制和工作体制，将中医药国际人才培养纳入工作规划中，建议由国家中医药管理局某司牵头推动此项工作，由外事部门、教育部门和人事部门建立协作机制，由某局直属单位承担此项工作。三是成立中医药国际人才培养专家委员会，指导中医药国际化人才培养工作，并针对培养效果建立评估机制。四是建立稳定的中医药国际人才培养筹资机制。政府应给予稳定的经费投入，同时通过多元渠道为中医药国际人才培养筹集资金，如捐款、基金会、奖学金等资金支持。

参考文献

[1] 吴青,李晓莉. 中医药英语学科的建设、发展与挑战[J]. 中医教育,2014, 33(6): 1-4.

[2] 高彦彬,赵慧玲. 高等中医药教育国际化背景及发展趋势与战略选择[J]. 世界中西医结合杂志,2015(11): 1607-1610.

[3] 张勤. 中医药国际化人才培养研究[D]. 郑州: 河南中医药大学,2018: 15.

[4] 许铭,谢宁玲. 同仁堂的国际化战略[J]. 中国医药导报,2006(31): 84-87.

[5] 张洪雷,张宗明. 结合中医药文化,开展思想政治理论课教学[J]. 中国中医药现代远程教育,2014, 12(24): 95-98.

[6] 孙洪波. 古巴的医疗外交[J]. 拉丁美洲研究, 2007, 29(5): 52-55.

[7] 顾丽群,吴平,朱海燕,等. 全球化背景下的医学教育国际化探析[J]. 中华医学教育杂志,2010, 30(2): 164-166.

“一带一路”背景下针灸推拿英语复合型人才国内外就业情况分析

李斯琪　步　曦　陈文康　师旭亮

根据《中医药“一带一路”发展规划(2016—2020年)》显示[1],目前中医药已传播到了183个国家和地区,中国已同国外政府、地区主管机构和国际组织签署了86个中医药合作协议。截至2018年,国外针灸从业人员达30多万,其中仅全美获得资格认证的针灸医生已超过4.5万,针灸推拿在国外受到热捧,发展迅猛。据调查,国外针灸从业人员中中国人并不占多数,更多的是当地人。但随着人数的不断增加,针灸从业人员的综合素质并不均衡,部分从业人员专业水平有待提升。自1972年尼克松访华掀起国际针灸热潮后,针灸作为中医药传播的先行者,成为中医药海外发展的重要名片。对于中医从业人员的资质要求,各国规定各不相同。美国、加拿大、泰国、澳大利亚等国已对针灸立法,国内针灸推拿英语复合型人才通过这些国家相关认证后方可获得从医资格;部分国家承认国外中医院校学历或中国中医师行医资格,如泰国和新加坡。还有一些国家对中医从业人员的资质没有特殊规定,如芬兰、挪威等国家对中医药采取观望或默认态度[2]。

一、针灸推拿英语复合型人才

针灸推拿在国际化推广过程中面临着来自不同国家的文化、经济、制度、法律等多方面差异的挑战,单一的针灸推拿专业人员已经难以适应复杂的国际环境,培养能用外语精准传达针灸推拿,并在中西方之间架起桥梁的复合型人才是针灸推拿对外交流最有效的保障,对推动中医药国际化起着至关重要的作用。《中医药人才发展“十三五”规划》中指出:“要通过多种途径和渠道,培养一批中医药基本功扎实、熟练使用外国语言、熟悉国际规则的中医药国际教育、中医药翻译、中医药文化交流、中医药服务贸易等复合型人才。”[3]

为培养针灸推拿英语复合型人才，国内各中医药高校结合自身特点进行了积极探索。例如，黑龙江中医药大学于1985年设立针灸推拿外向型英语班[4]，成都中医药大学从1999年起开办七年制的针灸推拿专业对外方向班[5]，山东中医药大学构建"3C+E"培养模式[6]，河北中医学院开设针灸推拿学英语实验班等，为针灸推拿的国际化发展培养了一批复合型人才。

根据麦可思研究院发布的《2019年中国大学生就业报告（就业蓝皮书）》显示，中国本科毕业生就业率持续缓慢下降[7]。2019届全国普通高校毕业生预计834万人，比2018年多出14万人，人数再创历史新高，毕业生就业竞争压力大，就业形势相对严峻。"一带一路"倡议的实施对中国的经济环境和经济布局进行了大量的调整，扩大了毕业生的就业范围，促进了其就业观念的改变，同时也将改变就业趋势，大学生自主创业的比重将不断增加，就业的灵活性不断提高，整体的大学生就业状况将会有所好转[8]。

二、针灸推拿英语复合型人才国内就业

（一）国内针灸推拿发展模式

中国在推动针灸推拿治疗发展过程中相继建立了中医院及中医药院校附属医院，目前国内现有的针灸推拿专门医院数量较少，常见的针灸推拿治疗场所是各个中医院的针灸科室和推拿科室及一些私人诊所或理疗场馆。患者看病的流程主要是遵循挂号、候诊、拿药等几个步骤。部分地区已将针灸推拿纳入医保范畴。

（二）国内就业的现状

随着国家"一带一路"倡议的提出，针灸推拿学的发展呈现出国际化趋势，部分中医药院校设立针灸推拿英语专业，采用双语教学（主要为英-汉），体现了针灸要与国际接轨的趋向。根据张广勇的研究，从沿途国家的语言生态来看[9]，由于全球化发展的趋势和英语的国际地位决定了英语成为"一带一路"沿线国家的通用语。随着针灸国际化趋势日益显现，单一的外语语种并不能满足全球化市场需求，易使毕业生在非英语国家就业应聘中受到局限。

（三）国内就业的优势

针灸推拿英语复合型人才是具有针灸推拿学专业技能与专业英语知识的人才，与部分院校英语专业所培养的医学（或中医药）翻译专业毕业生有本质差异。针灸推拿英语复合型人才可以依法考取医师资格证书参与医疗活动，利用其医学背景行使

为患者缓解病痛的职能;能够运用英语传播中医药知识所代表的中国传统文化,发挥其在密切人文交流、服务外交、促进民生等方面的独特作用[10]。而医学翻译专业所获得的是文学学位,不允许考取医师资格证书,不能参与医疗活动。

针灸推拿英语复合型人才在国内就业时,可进入临床医院的临床科室、科研单位,以及相关单位的对外交流部门[11]。针灸推拿英语复合型人才拥有较强的专业英语知识,可与外国友人进行中医药文化交流及传播;可利用扎实的针灸推拿专业能力在科研单位进行中医药科学研究,参与针灸推拿英语复合型人才的教学工作;可在临床医院参与临床诊疗,服务于华侨和外国友人等以英语交流为主的人群;可在"一带一路"倡议、中医药国际化的背景下,求职于相关中医药企业及单位。针灸推拿英语复合型人才具有更加宽广的国际视野,能更好地适应国际化的形势,拥有更强的人才竞争力,极大地增加了就业机会。

三、针灸推拿英语复合型人才国外就业

(一) 国外针灸发展前景

1. **立法** 随着针灸走出国门、走向世界,针灸被越来越多的国家或地区所接纳,世界各地也逐渐加强了对针灸的立法管理,针灸立法逐步得到完善。根据调查[12],针灸执业在亚洲、欧洲、北美洲很大比例属于法律规范行业,也有部分从业人员属民间自律管理和普通商业行为。在美国,针灸立法已经得到普及,一些地区虽未立法,也有相应的法律保护针灸应用[13]。经过近两年的审议,印度卫生和家庭福利部终于在2019年2月21日正式颁布命令,承认针灸为独立的医疗系统,这标志着印度针灸立法取得重大突破,针灸在印度卫生系统中的地位将提升[14]。

2. **保险** 根据国外针灸治疗调查情况来看[12],支付针灸治疗费用分别有以下三种形式:国家或社会医疗保险、商业(私人)保险和自费。美国不同州之间医疗保险费用所占的比例有所不同,但大部分区域都实现了一定程度的医疗保险覆盖。美国的医疗保险大体分为政府支付的社会医疗保险、管理式保险、私人医疗保险三类[13],各州之间医保支付范围有所差别。在加拿大,针灸已经纳入政府的保险计划,针对低收入者每年有230加元(相当于1 192.596元人民币)的补贴;在新西兰,针灸师可以得到政府每小时65新西兰元(相当于991.645元人民币)的补贴;南非注册医师可以获得医疗保险赔付[15]。随着外国对针灸接纳程度逐步加深,相信医保所覆盖的范围也会逐步扩大。

（二）国外就业要求与问题

1. *考试* 在国外，针灸从业者取得行医资格证书是必不可少的，各个国家的相关规定有所不同。在美国合法从事中医针灸需要通过美国国家针灸及东方医学认证委员会（NCCAOM）和美国针灸与东方医学院校理事会（CCAOM）举办的两个考试，NCCAOM是美国（除加州）唯一可凭借其所提供的考试和颁发的专科医师证书，来确认持证人具备针灸和东方医学临床初级资格的机构[13]。同时，加拿大等北美国家也接受NCCAOM资格认证考试，是当地行医的首要条件。CCAOM举办的CNT考试为针刺技术和清洁技术考试，通过考试获取证书，并在相关政府机构进行注册后方可行医。

2. *签证等手续材料* 根据调查，在海外中医医疗机构投资人构成中，华人占比很大。对于华人来说，要想走出国门，在外国求职就业，必须要申请获得相关工作签证，办理繁杂且费时的出国手续证件是必不可少的，出国成本较高。

3. *国外对针灸推拿的接受程度相对较低* 由于生活习俗、文化背景的差异，西方人接受的大多是现代西方医学的认知，对传统中医药文化知识了解相对较少，且针灸推拿在西方为替代医学，不占据主流地位，因此对中医针灸推拿接受程度较低。

（三）国外就业优势

针灸推拿英语复合型人才具有针灸技能和语言优势。其一，国内中医药院校的教育学时数多于国外，临床实习可见到更多的病例和病种；毕业后都会参加临床住院医师规范化培训，通过考试取得医师资格证，成为一名执业医师并定期进行执业医师考核[16]。在经历了医学理论与临床相过渡的阶段后，国内针灸推拿英语复合型大学生人才较海外中医学院毕业生有更加丰富的临床经验和扎实的临床技术。在海外行医的经历利于提高医疗工作者的临床有效率，增加就业机会。其二，语言对于海外中医药从业者是非常重要的关卡，海外国家对针灸执照进行相关考试时，大多要求使用英语或当地语言。目前加拿大卑诗省是少数允许用中文学习中医、考执照、写病历的地区之一[15]。同时海外生活也需要适应当地的风俗文化。如能适应，这对于许多针灸临床技能过硬、专业英语能力较强的针灸推拿从业者来说，将会是极大的优势。

四、如何增强针灸推拿英语复合型人才在国内外就业的竞争力

国内方面：随着中国综合实力的不断提升，国家各个领域的开放程度不断加深，同时具备针灸推拿专业知识和英语能力的复合型人才无论从自身能力还是市场需求

度方面来说都比单一型人才更具就业优势。因此,针灸推拿复合型人才应立足本专业,夯实专业技能,把英语作为工具和跳板,使自己在国内就业中更具备竞争力。

国外方面:在“一带一路”相关政策下,针灸推拿国际化的环境更好,语言优势成为针灸推拿英语复合型人才打开世界之门的钥匙。复合型人才应更多地了解国外针灸推拿的政策、立法、医保等问题,提前做好海外就业的各种准备。

五、结语

就业是实现应届毕业生个人价值的重要步骤,“一带一路”倡议的实施,为针灸推拿英语复合型人才的就业提供了更多的选择和更广阔的发展平台。本文从国内外两个方面分析了针灸推拿英语复合型人才的就业情况,描述了针灸推拿发展模式,国内外的就业优势、方向以及存在的问题等。针灸推拿英语复合型人才应该主动研究并适应国内外行业发展模式,培养国际视野与国际接轨,提高临床实践水平,提升复合型能力,做到有学历、有能力,以期提高就业竞争力,推动针灸推拿国际化发展。

参考文献

[1] 本刊讯. 国家中医药管理局、国家发展和改革委员会发布《中医药“一带一路”发展规划(2016—2020年)》[J]. 中医杂志, 2017, 58(4): 296.

[2] 李红. 中医药在国外发展的特点和启示[J]. 中华中医药杂志, 2006, 21(6): 359-361.

[3] 国家中医药管理局. 中医药人才发展“十三五”规划[N]. 中国中医药报, 2017-01-23(003).

[4] 郑玲, 王中雨. 谈中医院校七年制英语教学的优化模式[J]. 医学信息(中旬刊), 2010, 5(11): 3349-3350.

[5] 陈媛, 杨旭光, 刘骏. 七年制针灸专业对外方向班开展双语教学的体会[J]. 临床和实验医学杂志, 2006(1): 96.

[6] 卢岩, 汤继芹, 王洪海, 等. 针灸推拿专业英语方向5年制教学培养的改革与实践[J]. 上海针灸杂志, 2016, 35(3): 374-375.

[7] 数说[J]. 中国就业, 2019(7): 16.

[8] 姜珍. “一带一路”战略对当代大学生就业的深刻影响[J]. 高教学刊, 2016(5): 25-26.

[9] 张广勇. “一带一路”背景下英语教育面临的新问题与解决途径[J]. 语言教育, 2017, 5(1): 2-6, 13.

[10] 王国强. 推动中医药振兴助力健康中国[J]. 中国卫生, 2017(5): 24-25.

[11] 陈媛, 杨旭光, 刘骏. 七年制针灸专业对外方向班开展双语教学的体会[J]. 临床和实验医学杂志, 2006(1): 96.

[12] 冷文杰, 刘薇, 厉将斌, 等. 中医药国际发展情况调查研究[J]. 北京中医药, 2017, 36(10): 946-950.

[13] 刘新燕, 赵慧玲, 吴云, 等. 中国针灸在美国的发展现状及展望[J]. 世界中医药, 2017, 12(3): 700-703.

[14] 荣念赫, 贾亦真. 针灸正式纳入印度独立医疗/疗法系统[J]. 中国针灸, 2019, 39(4): 390.

[15] 海外华人中医药群集体. 国际中医药发展和立法情况概览[J]. 中医药导报, 2016, 22(9): 1-5.

[16] 吴滨江. 21世纪中医针灸国际发展十大趋势与战略思考[J]. 中医药导报, 2015, 21(24): 1-5.

第三章 中医药海外立法

国家立法在针灸国际化发展中的意义分析

徐开阳　哈丽娟　赵晋莹　苟德胜　唐　洲　李　铁

随着中医药国际发展的标准化,中医药立法也成为中医药国际发展的必然趋向,而针灸立法则是中医药立法中最重要的部分之一。刘延东副总理也曾说:"以针灸为突破口,带动中医药走出去。"故可以针灸立法为突破口,有效推进中医药立法。

一、各国针灸立法概况

目前,不少国家已经明确了针灸的法律地位,并将其纳入医疗保险中。在美洲,美国内华达州等47个州和哥伦比亚特区针灸获得合法地位,加拿大、墨西哥、巴西等国家针灸也先后获得了合法地位;在欧洲,瑞士、匈牙利、葡萄牙等国家针灸获得合法地位;在亚洲,韩国、日本、新加坡等国家针灸获得合法地位;在大洋洲,澳大利亚、新西兰等针灸获得了合法地位;在非洲,南非已确立了针灸行医的合法地位。

(一) 美洲

1. 美国　1996年前针灸针只被当作实验器具应用。1996年,美国食品药品监督管理局在《联邦法规》中认可了针灸用针的医疗器械地位[1],此举间接认可了针灸的合法性,至此针灸在美国各州的立法工作相继开展。1972年,时任美国总统尼克松访华,目睹了中国"针刺麻醉"胸外科做肺切除手术、神经外科做颅脑肿瘤切除手术,看到患者在清醒的状态下接受开胸、开颅等大型手术感到十分惊叹,再一次引起了美国民众对针灸的兴趣[2]。1973年4月,内华达州作为美国首个通过针灸立法的州,将针灸、中草药和其他中医治疗方法进行立法。1975年7月12日,时任加州州长杰利布朗签署了马斯哥尼参议员提出的"针灸职业合法化提案(即SB86提案)",以及之后的一系列提案,开创了中医在美国合法身份的新时代[3]。1998年1月起,美国的保险公司把针灸治疗纳入医疗保险可支付的范围。到2018年10月24日,时任美国总统特朗普签署了《促进患者和社区阿片痊愈和治疗的药物使用 ——疾病预防法》[4]。这次H. R. 6 法案的签署代表着中国针灸第一次在联邦法律上被承认,中医针灸在美国历时 25 年的联邦立法工作获得了较大的进展,中医针灸在美国再一次掀起了热潮。目前,全美国 50 个州已有 47 个州及华盛顿特区通过了针灸的立法,共有 48 部针灸法律。

2. 加拿大　19 世纪末,随着中国移民的到来,中医针灸被带入加拿大,但没有得到广泛的应用。1972 年,时任美国总统尼克松访华,将针灸带入美国,加拿大也受到了此次针灸热潮的影响,中医针灸在加拿大得到了一定程度的推广。1973 年,魁北克省成为加拿大第一个为针灸立法的省份,其政府颁布的《医疗法》制定了西医师针灸操作的执业规定。1985 年颁布了非西医师的针灸执业法规,而后于 1994 年单独颁布《针灸法》,明确了针灸的执业规定。阿尔伯塔省政府于 1991 年颁布《针灸法规》,卑诗省政府于 1996 年颁布《针灸师法规》[5]。2000 年,卑诗省政府通过《中医师及针灸师法规》,并将针灸管理局扩大为卑诗省中医针灸管理局,是中医师、针灸师整合为一的自我规管机构。2001 年,卑诗省《中医师和针灸师地方法》通过[6]。2005 年,加拿大安大略省议会通过中医立法第 50 号法案,此举被称为加拿大中医针灸业界乃至北美中医领域的具有标志性的大事。此外,部分其他省份也陆续承认中医针灸的合法地位,目前有安大略省、魁北克省、阿尔伯塔省、卑诗省等 4 个省为针灸或中医立法,其中阿尔伯塔省和魁北克省已经实现了针灸立法管理。2015 年 9 月 25 日,“世界针灸学会联合会(WFAS)中医针灸国际传承基地授牌仪式”在加拿大多伦多安大略中医学院举行,这是迄今为止 WFAS 设立的首个中医针灸国际传承基地。

3. 墨西哥　1972 年中国与墨西哥正式建交,随之中医针灸在墨西哥被逐渐推广。虽然初期中医针灸推广得比较缓慢,但由于墨西哥民众所信赖的玛雅医学与中医学有很多相通之处,并且墨西哥政府也十分重视传统医学的传承与应用,不久中医针灸的发展就有了很大的改变。1980 年墨西哥针灸学会设立。1990 年开始对针灸疗效展开分析和评价工作。2002 年墨西哥政府正式确定了中医针灸的合法地位[7],这使针灸在墨西哥得到了法律的保障。

4. 巴西　1996 年巴西参议院通过了对针灸从业人员予以保障的 PLC67/95 议案。巴西联邦医学委员会经过 10 年的观察和思考,认可了中医针灸的合法性。2006 年 5 月,巴西政府颁布了一项法案,将针灸治疗纳入巴西全民医疗体系,针灸疗法逐渐成为巴西民众最受欢迎的疗法之一[8]。

(二) 欧洲

1. 英国　早在 1960 年,中医针灸在开始英国发展。自 2002 年起,英国卫生部成立了针灸立法管理工作组和草药立法管理工作组，但针灸的立法一直处于受争议状态，至今针灸还被归纳为补充与替代医学。目前英国设立专门考核、登记注册中医、针灸人员的部门。一般经过系统学习中医药知识技能课程并通过考试者，到地方议会申请针灸许可证后，即可以从事此职业。

2. *匈牙利*　20世纪60年代，匈牙利就已经有医师到中国来研习针灸，1997年，匈牙利卫生部根据社会福利部颁发的第11/97号法令和政府第40/97号法令，允许中国传统医学作为一门专业培训课程在大学中开设，但规定只有匈牙利医学本科毕业生或当地西医执业医师才可以报名学习，毕业后可从事针灸医疗工作。2002年9月，以华人医师为主体的匈牙利中医药学会注册成立[9]。2013年12月17日，匈牙利政府对中医立法。2015年10月19日，匈牙利颁布了相关实施细则，对中医从业人员许可证发放进行了规定。

3. *俄罗斯*　1997年俄罗斯卫生部通过第364号令，承认针灸疗法所属的反射疗法为一门独立医疗科学技术。

4. *瑞士*　2017年1月18日，中国国家主席习近平与WHO总干事陈冯富珍在瑞士日内瓦共同见证中国政府和WHO签署《“一带一路”卫生领域合作谅解备忘录》，并出席中国向WHO赠送针灸铜人雕塑仪式。2017年5月起，传统中医等补充疗法提升到与西医平等的地位，执行强制性补充医疗保险的政策。

5. *比利时*　比利时议会于1999年4月通过了一条有关顺势疗法、脊椎指压疗法、整骨疗法以及针灸疗法立法的法案，成为欧洲第一个正式为针灸立法的国家[10]。

（三）非洲

南非政府国会于2000年10月通过法律程序，正式颁布了《南非联合健康专业委员会管理条例》，将中医及针灸列入10个可从事的医学专业之一，承认了中医及针灸行医的法律地位，并于2004年完成了首批中医针灸师注册[11]。

（四）大洋洲

1. *澳大利亚*　澳大利亚的维多利亚州是西方国家中第一个为中医单独立法的州，2000年中医注册法案通过，并于2000年5月颁布《维多利亚州中医注册法》。2012年7月1日，中医（包括中医师、针灸师、中药师、药剂师、东方医师）加入全国注册和认证方案，这意味着此后中医在澳大利亚与其他医疗行业享有同样的法律地位、遵从澳大利亚统一的中医注册标准。随后澳大利亚又成立了澳大利亚中医师委员会，自2012年7月1日起，对中医师、中药师以及针灸师进行全国性的注册管理，澳大利亚中医立法正式在全国实行。

2. 新西兰　1990年，新西兰政府通过《意外事故补偿法》，承认中医针灸是一种有效的医疗方法，可应用在意外事故造成的损伤和痛证的治疗。

(五) 亚洲

1. 日本　1947年，日本政府通过了第217号法律文件《关于按摩师、针师、灸师等法律》，正式对按摩师、针师、灸师制定了各项法规制度，在日本行医的针灸医生需要考取专门的针灸执业资格，包括针师执照和灸师执照，只有考试合格者才能从事针灸工作。

2. 印尼　1996年，印尼卫生部公布法令，将针灸纳入印尼医疗机构行医范围，但针灸治疗只可在小诊所内进行，不能出现在正规医院[12]。

3. 新加坡　1999年12月，新加坡政府通过《过渡时期针灸师注册纲要》。2000年11月14日，新加坡国会通过传统中医法案，确立了中医师(包括针灸师)在新加坡的合法地位，并成立中医管理委员会，推行针灸师和中医师注册制度。

4. 泰国　2000年6月30日，泰国卫生部颁发《关于批准使用中医方法治疗疾病的规定》，确立中医的医学地位。2002年7月1日，中医药在泰国得到了法律认可，泰国卫生部负责本国中医师申请注册并发放行医执照[13]。

5. 马来西亚　2016年8月1日，马来西亚通过了《中医传统医药法令》。

二、各国针灸立法现状分析

(一) 立法进展程度参差不齐

现阶段，各国及各省份对针灸立法的进展程度参差不齐。目前对针灸立法的国家尚在少数，把针灸纳入医疗保险范畴的国家更在少数，针灸在很多国家都以补充替代医学的身份存在，甚至不属于医学范畴，这是导致针灸行业混乱的重要因素。此外，个别没有通过针灸立法的省份，只准许西医进行针灸，或是先由西医诊断再交由针灸从业人员处理，并且需在西医医师的监管下操作，针灸从业人员并没有合法的地位和行医权利，导致针灸治疗及保健的效果受到影响，甚至出现了医疗事故等不良状况，对针灸国际化的传播造成了非常不利的影响。

(二) 针灸立法基本标准不统一

各个国家及各个省份对中医针灸立法的内容基本都包括中医针灸执业资质标准、执照的认证方式、针灸师的评定标准、执业范围及相关医疗责任划分。由于各个国家的文化差异以及针灸的发展程度不同等因素，导致对针灸师的执业资质和执业范围规定存在很大的差异，由此，各国针灸师水平出现了明显差距，个别没有专门学习针灸专业知识的人员从事针灸行业,为中医针灸的疗效等造成了不利的影响。

三、制约针灸国际化发展的因素

(一) 国际针灸教材及课程不标准

目前不同国家开设针灸学科的院校对于针灸学科教材的使用没有统一的标准,有的选用中国针灸教材,有的选用中医针灸学者编写的书籍当作课程教材,有的则选用自己国家针灸相关从业人员编写的教材等。而在教材翻译的过程中,对一些中医的相关名词术语的翻译也存在争议,这可能会造成学生对一些中医概念的理解障碍或偏差。此外,各个国家针灸的课程也没有统一标准,学习科目、课时数、基础设施、临床教学条件等都各有不同。

(二) 教师质量不统一

各个国家对教师的要求标准不同,以致一些非专业人员从事针灸相关的教学工作,这些人尚且不能熟练地掌握中医针灸知识、操作技能,却在用他们片面的知识传授别人知识,对学生造成了一定程度的误导。

(三) 针灸从业资质不统一

目前各个国家对针灸医师的评定标准混乱,没有形成一个世界统一认定的标准。有的国家地区由其中医药学会进行评定,有的则由国家卫生部直接认证,还有的国家不需要针灸医师资格认定就可从业。

四、讨论

(一) 针灸立法与国际化发展

从 2014 年国际标准化组织公布一次性使用无菌针灸针标准,到 2019 年第 72 届世界卫生大会审议通过《国际疾病分类第十一次修订本(ICD-11)》,国际上首次纳入起源于中医药的传统医学章节。中医针灸的国际地位逐渐提升,至今中国已具备丰富的针灸国际化资源,包括教育、科研、医疗、产业、数据库等方面,由此针灸国际化已经具备良好的基础条件。

针灸的疗效在世界各国不断得到认可的同时,也出现了上述立法标准不统一等问题,导致针灸医师水平高低不等,引来民众对针灸治疗的科学性及疗效的质疑。目前针灸的国际标准化尚处于对针灸理论、针灸技能操作、针灸实验研究的标准化层面。故应以“一带一路”倡议为引领，在建立最基本的中医药国际化标准前提下做到因地制宜，推动针灸在海外的立法工作，进一步完善中医类别执业医师、中医医疗机构分类和管理、中药审批管理、中医药传统知识保护等领域相关法律规定，构建适应中医药发展需要的法律法规体系，以指导各国推进、完善中医药立法工作[14]。

(二) 针灸立法的意义分析

综上所述，现阶段很多国家对针灸持认可态度，但在认可针灸的同时也出现了相关的问题，这些问题也制约了针灸国际化的发展。我们的目的在于推广中医药的国际化发展，而针灸国际化则是中医药国际化发展的核心之一，无论在国内还是海外的医疗体系中都有很高的应用率。而推进针灸国际化的第一条就是针灸立法，推进针灸在各国的立法工作的重要意义具体有以下几点。

1. *有利于中医针灸的国际化发展* 加快海外立法工作，在统一各项基本标准的前提下实施因地制宜的策略是国际化发展的基础。可以有效改善世界各国中医药服务能力参差不齐等情况，帮助不具备开展针灸工作条件的地区正确、顺利地应用针灸，提高各国针灸医疗质量，以满足海外各国民众的健康需求。

2. *确立中医针灸的医学地位* 针灸立法可以促进各国规范针灸行业标准，确立中医针灸的法律地位以及医学地位，减少一些不必要的质疑，同时也是对针灸从业人员的法律保障；能更全面地阐述中医针灸天人合一的整体观念、辨证施治和综合施治的诊疗模式、运用自然的防治手段服务于人类的健康。

3. *促进中国传统医学与现代医学相融合* 针灸作为中国的传统医学，在走向世界的同时，也是一个与现代医学相互沟通的过程，促进了中西医的结合。我们也通过各种现代医学手段，证实了针灸的科学性，以实现中西医资源整合、优势互补及中西医并重发展的目标。

4. *促进中国文化、中医文化走向世界* 世界文化是有可融合之处的，而中医药文化属于中国传统文化的重要分支，中医药文化中蕴含着中国文化的精髓。中医针灸文化走向世界的同时也带动中国文化走向世界，让更多国家民众全面、深入地了解中国文化。

针灸在世界各国立法工作的推进对针灸国际化发展起着非常关键的促进作用，规范国际针灸学科课程标准、中医针灸执业资质、中医针灸执业范围等都是有待解决的重要问题。所以中国应积极做好与相关国际组织及各个国家的沟通工作，加快推进针灸在各国的立法工作，更广泛地为各国民众的健康服务，助力构建人类卫生健康共同体。

参考文献

[1] 王守东，侯西娟，孟凡红，等. 美国针灸立法及标准化研究现状[J]. 针刺研究，2012，37(3)：256－259.

[2] 黄羡明. 针灸医术向美国传播的回忆——纪念尼克松总统访华35周年[J]. 上海针灸杂志，2006(5)：49－50.

[3] 刘新燕，赵慧玲，吴云，等. 中国针灸在美国的发展现状及展望[J]. 世界中医药，2017，12(3)：700－703.

[4] 魏辉，巩昌镇，田海河，等. 美国针灸立法之路(三)[J]. 中医药导报，2019，25(12)：9－14，22.

[5] 程霞. 针灸与中医在加拿大的立法、教育和行医概况[J]. 天津中医药，2013，30(9)：569－571.

[6] 李绍林，鲍燕. 中医针灸在加拿大的立法之路[J]. 世界中西医结合杂志，2012，7(6)：535.

[7] 王晶，宋钦福，李美虹. 对墨西哥中医药近期发展情况的思考[J]. 世界中医药，2013，8(5)：578－580.

[8] 何文娟，梁凤霞. 巴西中医针灸发展概况[J]. 上海针灸杂志，2016，35(12)：1488－1490.

[9] 夏林军. 匈牙利中医概况和中医立法后的思考(一)[J]. 中医药导报，2016，22(8)：1－4，7.

[10] 孙培林. 比利时中医的历史发展和现状(二)[J]. 中医药导报，2016，22(7)：6－10.

[11] 桑滨生. 全球传统医药立法集纳[J]. 中国卫生，2017(8)：63－65.

[12] 叶开伟. 中医药在印度尼西亚的发展机遇[C].//中国中西医结合学会，中国中西医结合学会诊断专业委员会. 第四次全国中西医结合诊断学术研讨会论文集，2010：3.

[13] 海外华人中医药群集体. 国际中医药发展和立法情况概览[J]. 中医药导报，2016，22(9)：1－5.

[14] 国家中医药管理局，国家发展和改革委员会. 中医药"一带一路"发展规划(2016—2020年)[Z]. 2016－12－26.

从 H. R. 6 法案谈针刺镇痛在美国的现状

宋　凯　张　虹　熊凡捷　黄爱玲

一、H. R. 6 法案的签署及其背景介绍

据统计,在 2015 年,估计有 2 530 万美国人患有慢性疼痛,大约有 1.26 亿美国成年人在前 3 个月经历了某种程度的疼痛[1]。这导致了用于治疗急性疼痛和癌痛的阿片类药物大量使用,然而,反复及过量使用阿片类药物可引起机体依赖和心理依赖,具有成瘾性。一份美国权威机构出具的报告显示[2],2015 年共有 52 404 人死于药物过量,其中 63.1%涉及阿片类物质。在 2016 年,有超过 6.4 万的美国人因过用阿片类药物而死亡。滥用阿片类药物不仅损害公众健康,还给美国政府造成了沉重的经济负担,美国每年因阿片类处方药物过用造成的经济损失约 785 亿美元[3]。目前,阿片类药物滥用问题已经成为美国严重的公共健康危机。2017 年 8 月 10 日,美国正式将阿片类药物列入"全国紧急事件"[4]。在紧急状态下,投入更多的资金和资源以应对阿片类药物滥用将成为美国政府第一要务。2018 年 10 月 24 日,美国总统特朗普签署了一项名为 H. R. 6 的法案[5],该法案的主要目的是寻找治疗疼痛的替代性药物和疗法,为美国阿片类止痛药物的泛滥提供新的解决办法。值得注意的是,在该报告的第 105 页,将针灸、按摩等都列入待评估的替代性疗法。这意味着,中医针灸将有望得到美国国家层面的认可,成为联邦保险支付的疼痛替代疗法之一。

二、针灸和针刺镇痛在美国发展溯源的简要介绍

2010 年"中医针灸"正式被联合国教科文组织列入"人类非物质文化遗产代表作名录",2017 年 1 月,习近平总书记向 WHO 赠送了针灸铜人,针灸这种古老的东方医术在世界范围内掀起新的传播与发展高潮,在国际上的影响力日渐凸显,成为外国友人认识中医药的一张特色名片。针灸早在 19 世纪就已传入美国,美国前总统尼克松

访华的破冰之旅正式让这种古老的东方医术扬名美国[6]，从此，针灸在美国渐渐开始流行起来。在过去的几十年里，针灸在美国的医疗、教育、立法、科研等各个方面都取得了长足的进步，得到了美国民众的认可和喜爱。2012 年的一项调查数据显示[7]，美国有超过 1 500 万成年人接受过针灸治疗。根据统计[8]，目前美国已经有 47 个州和华盛顿特区立法承认针灸治疗，拥有 56 所针灸学校、5 000 多家中医诊所和 3.8 万名执业针灸师。

1971 年，著名记者詹姆斯·莱斯顿在《纽约时报》上报道了他用针灸治愈阑尾炎术后腹部疼痛胀气的神奇经历，这在当时的美国掀起了一阵针灸热潮[9]。后来的几十年里，关于针刺镇痛的研究层出不穷，是当代美国针灸领域最炙手可热的研究课题，对针灸治疗疼痛的深入研究也成为西方学者打开神秘中医针灸宝库的一把钥匙。早在 1997 年[10]，美国国家卫生研究院的共识会议就认可了针灸治疗术后疼痛、牙痛、痛经、网球肘、纤维肌痛的有效性。2016 年[11]，国家补充与综合健康中心根据研究数据更新了针灸的临床应用情况，确认了针灸在疼痛管理方面的有效性，这其中包括背部和颈部疼痛、骨关节炎、膝关节疼痛及头痛。2017 年[12]，美国医师学会将针灸、康复、太极、瑜伽等列入了慢性下腰痛非侵入性治疗的证据指南。这些都表明，美国医学界对针灸治疗疼痛疾病有了初步的认可，但这还需要许多临床试验进一步支持这一结论。

三、针刺镇痛的疾病谱及规律分析

2002 年，世界卫生组织总结了 255 份针灸临床研究报告后，得出的结论是：针灸对 28 种适应证有效，对 63 种其他适应证存在治疗希望[13]。在这 28 种适应证中，有高达 64%的疾病与疼痛相关（表 3－1）。

表 3－1　WHO《针灸临床研究报告的回顾与分析》针灸治疗疼痛病证简表

病证名称
胆绞痛、原发性痛经、急性胃脘痛、面部疼痛、头痛、膝骨性关节炎、腰痛、颈痛、口腔疼痛、肩痛、术后疼痛、肾绞痛、类风湿关节炎、坐骨神经痛、扭伤、撞击、网球肘

笔者根据两篇权威文献的报道，总结出了针灸治疗疼痛疾病出现频率最高的前十种病症（表 3－2，表 3－3）。

表 3-2 针灸治疗疼痛的证据项目排列[14]

证据等级排列	疼痛病症
1	慢性下腰痛
2	头痛(紧张性、慢性)
3	膝骨性关节炎
4	偏头痛预防性治疗
5	术后疼痛
6	急性腰痛
7	芳香化酶抑制剂诱发的关节痛
8	孕期背痛、骨盆疼痛
9	癌痛
10	分娩痛

表 3-3 美国针灸诊所中最常见的 10 种疼痛病症[26]

门诊接诊次数(由高到低排列)	疼痛病症
1	腰痛
2	头痛、偏头痛、紧张性头痛
3	关节痛、类风湿关节炎
4	全身痛
5	颈痛、颈椎病
6	肩痛、肩周炎
7	坐骨神经痛、梨状肌综合征
8	臀部疼痛
9	纤维肌痛症
10	腿部疼痛

如表 3-2 和表 3-3 所示,针灸对治疗各种类型的疼痛有效,最有力的证据出现在背部疼痛、颈痛、肩痛、慢性头痛和骨关节炎[14]。另一项发表于 2016 年的为期两年的回顾性调查也得出了类似的结论,在超过 8.9 万名患者中,有 93%表示针灸师成功

地治疗了他们的肌肉骨骼疼痛[15]。同样的结论还出现在一项大规模的公开实效性试验中[16],454 920名患者因头痛、腰背痛和(或)骨关节炎接受针灸治疗。在76%的病例中,8 727名医生将疗效评定为显著或中度。一项纳入了29个随机对照试验17 922名患者的权威系统评价显示,接受针灸治疗的背痛、颈痛、关节痛和慢性头痛患者疼痛积分要低于对照组[17]。Corbett MS, Rice SJ等[18]的一篇论文系统评价对比了不同治疗方法对膝骨性关节炎疼痛的疗效,针灸被发现优于假针灸、健身运动、太极等方法,差异有统计学意义。另一项关于针刺治疗坐骨神经痛的Meta分析显示[19],针刺在减轻疼痛强度方面优于标准药物治疗。Gadau M, Yeung WF等[20]关于针灸治疗肘关节外侧疼痛的系统评价发现,中等水平的证据支持针灸比假针灸更有效,而较低水平的证据则支持针灸可能优于或等于标准治疗。一篇对针刺治疗纤维肌痛证的系统评价论文发现[21],与不治疗和标准治疗相比,针刺可改善疼痛和僵硬程度,其证据水平属低至中等。Abaraogu UO等[22]对原发性痛经针刺或穴位按压的系统评价发现,针刺和穴位按压在减轻疼痛方面都比安慰剂对照组更有效。

在美国,除了躯体痛证之外,术后疼痛的治疗现在也是针灸领域的热点。有研究表明[23],越来越多的数据肯定了针灸在围手术期的使用,支持针灸作为阿片类药物的辅助或替代品应用于临床,以减少术后阿片类药物依赖的风险。一些研究报告指出,术后应用针灸后,阿片类药物(OLM)的消耗量减少了60%以上[14]。2017年底发表在*JAMA Surgery*[14]上的一项论文分析评估了减少全膝关节置换术后疼痛的非药物治疗。中等水平的证据支持,电针减少了阿片类药物的使用。此外,还有研究证实,电针减少了阿片类药物在各种手术中的广泛应用,如心脏手术和胸外科手术[24,25]。

四、针刺镇痛在美国安全性和经济成本简析

在美国,针灸治疗疼痛病症是一种相对安全而且成本较低的治疗手段。在前述的涉及454 920名患者的针灸治疗慢性疼痛的大规模公开实效性试验中,患者接受了头痛、腰背痛和(或)骨关节炎的针灸治疗,有7.9%的患者报道有轻微不良事件,而只有0.003%的患者出现了严重的不良反应[26]。一项研究报道显示,训练有素的针灸医生使用消毒过的针具进行针灸是一种普遍安全的过程[27]。

关于针灸在美国的治疗成本,有研究表明[28],在膝骨性关节炎非药物治疗的成本效益分析中,当分析仅限于高质量的研究时,针灸被发现是最划算的选择。在一项关于马萨诸塞州某些寻求强制针灸保险立法的研究中[29]发现,针灸以节约著称,偏头

痛、心绞痛、严重骨关节炎和腕管综合征患者的治疗费用远远低于与检查、处方药和治疗疼痛的手术相关的巨额费用。

五、美国针刺镇痛的机制研究概况

针灸治疗疼痛的有效性和便捷性使人们迫切地探寻其中内在的机制到底是什么,从针灸传入美国到现在,关于针灸镇痛机制的研究从未停歇。在美国全部的针灸科研项目中,涉及最多的是有关针灸治疗各类疼痛疾病的临床研究或针刺镇痛方面的机制研究[6],在动物模型中,针刺和电针已被证明对减轻炎症疼痛、神经病理性疼痛、癌症相关疼痛和内脏疼痛有效[14]。研究发现,针刺镇痛和下行抑制通路密不可分。在过去的几十年里,有很多关于下行抑制通路对针灸镇痛的重要性的文章,涉及阿片类、血清素和去甲肾上腺素系统[30]。目前,被公认的经典针刺镇痛机制是经由下行抑制系统促进内源性阿片肽的释放。除此之外,针刺镇痛可能还包括以下的机制,如影响脊髓背角神经元的细胞内信号转导通路[31]、减少内源性致痛物质的合成(乙酰胆碱、5-羟色胺等)、上调外周阿片受体等。上述机制得到了动物实验的支持,然而,有研究表明这些机制的抑制疼痛作用只是短暂的[32]。对于针刺长期和延迟出现的镇痛效应,目前的假说认为可能是神经突触可塑性在起作用。总之,针刺镇痛的机制十分复杂,除了上述的神经生理学方面的机制外,还有诸如基因组学、分子生物学、边缘频谱分析、神经解剖结构、生物全息、心理调节等多个系统和途径[33]。

六、存在的问题和展望

H. R. 6 法案的签署让国内外的针灸工作者感到振奋,然而在长达 200 多页的法案文件中,“针灸”这个字眼出现的次数只有寥寥数次,而且广泛的使用还需要经过美方的评估,针灸进入美国的国家医疗保险虽然前景光明,但仍然困难重重。据美国“今日针灸”网站介绍,在十多年前,美国的医保机构就评估过把针灸纳入美国医保的可能性,最终未能通过的原因是“机制不明确”,东西方文化的差异让西方人无法理解传统针灸理论中的经络、气机等概念,这很大程度阻碍了针灸在美国的传播。虽然机制不明,但是针灸实实在在的疗效却让人无法反驳,一些西方的研究者对针灸提出质疑,部分国外的临床试验证明针刺和假针刺都有治疗效果,针刺因此被认为是一种安慰剂。目前,针灸到底是不是安慰剂还存在争议,普遍认为,针灸确实存在一部分的安慰效应，但还有其他具体的治疗效应，这还需要进一步的研究证实。还有一部分学者认为针灸的临床研究中影响因素较多，重复性差，科学性不强。此外，美国的许多临床试验在对针刺操作描述中，都淡化了传统针灸中的辨证、得气、手法等内容，这些都削弱了针灸的“中国属性”，不利于针灸的传承。

虽然存在上述的多种问题，但是 H. R. 6 法案的签署无疑为针灸在美国乃至全世界的发展和广泛传播提供了绝佳的机遇，针灸国际化还有很长的路要走，但这是一条充满希望和光明的路，需要各位同仁的共同努力。

参考文献

[1] United States National Center for Complementary and Integrative Medicine, National Institutes of Health. NIH analysis shows Americans are in pain[EB/OL]. [2015-08-11]. https://nccih.nih.gov/news/press/08112015.

[2] United States National Institute on Drug Abuse, National Institutes of Health. Overdose death rates[EB/OL]. [2017-09]. https://www.drugabuse.gov/related-topics/trendsstatistics/overdose-death-rates.

[3] FLORENCE CS, ZHOU C, LUO F, et al. The economic burden of prescription opioid overdose, abuse, and dependence in the United States, 2013[J]. Medical Care, 2016, 54(10): 901.

[4] BBC. Trump urged to declare national emergency over opioidcrisis[EB/OL]. [2017-08-23]. http://www.bbc.com/news/world-us-canada-40793540.

[5] Alison Knopf. H.R. 6: Support for Patients and Communities Act: The substance use-disorder prevention that promotes opioid recovery and treatment for Patients and Communities Act [J]. Alcoholism & Drug Abuse Weekly, 2018: 4-6.

[6] 刘新燕,赵慧玲,吴云,等.中国针灸在美国的发展现状及展望[J].世界中医药,2017,12(3): 700-703.

[7] 郑欣.美国当代主要针灸流派的诊疗特点及现状的研究[D].北京:北京中医药大学,2012.

[8] FAN AY, FAGGERT S. Distribution of licensed acupuncturists and educational institutions in the United States in early 2015[J]. J Integr Med, 2018, 16(1): 1-5.

[9] LI Y. Acupuncture journey to America: A turning point in 1971[J]. J Tradit Chin Med, 2014(1): 81-83.

[10] ACUPUNCTURE, NIH Consensus Conference. Acupuncture[J]. JAMA. 1998(280): 1518-1524.

[11] NIH-NCCIH. Acupuncture: In depth [EB/OL]. [2019-10-25].https://www.nccih.nih.gov/health/acupuncture-in-depth.

[12] QASEEM A, WILT TJ, MCLEAN RM, et al. Clinical Guidelines Committee of the American College of Physicians. Noninvasive treatments for acute, subacute, and chronic low back pain: a clinical practice guideline from the American College of Physicians[J]. Ann Intern Med, 2017, 166(7): 514-530.

[13] CHMIELNICKI B. Evidence based acupuncture [EB/OL]. [2017-02-13]. https://www.aiacupuncture.com.au.

[14] FAN AY, MILLER DW, BOLASH B, et al. Acupuncture's role in solving the opioid epidemic: evidence, cost-effectiveness, and care availability for acupuncture as a primary, non-pharmacologic method for pain relief and management-white Paper 2017 [J]. J Integr Med, 2017, 15(6): 411-425.

[15] ASH-IHSD: Acupuncture: Does acupuncture provided within a managed care setting meet patient expectations and quality outcomes? [EB/OL]. [2019-10-25].https://www.ashcompanies.com/Resource/WhitePapers.

[16] WEIDENHAMMER W, STRENG A, LINDE K, et al. Acupuncture for chronic pain within the research program of 10 German health insurance funds-basic results from an observational study [J]. Complement Ther Med, 2007, 15(4): 238-246.

[17] VICKERS AJ, CRONIN AM, MASCHINO AC, et al. Acupuncture Trialists' Collaboration. Acupuncture for chronic pain: individual patient data meta-analysis [J]. Arch Intern Med, 2012, 172(19): 1444-1453.

[18] CORBETT MS, RICE SJ, MADURASINGHE V, et al. Acupuncture and other physical treatments for the relief of pain due to osteoarthritis of the knee: network meta-analysis[J]. Osteoarthritis Cartilage, 2013, 21(9): 1290-1298.

[19] JI M, WANG X, CHEN M, et al. The efficacy of acupuncture for the treatment of sciatica: A systematic review and meta-

analysis[J]. Evid Based Complement Alternat Med, 2015.
[20] GADAU M, YEUNG WF, LIU H, et al. Acupuncture and moxibustion for lateral elbow pain: a systematic review of randomized controlled trials [J]. BMC Complement Altern Med, 2014(14): 136.
[21] DEARE JC, ZHENG Z, XUE CC, et al. Acupuncture for treating fibromyalgia [J]. Cochrane Database Syst Rev, 2013(5): CD007070.
[22] ABARAOGU UO, TABANSI-OCHUOGU CS. As acupressure decreases pain, acupuncture may improve some aspects of quality of life for women with primary dysmenorrhea: a systematic review with meta-analysis [J]. J Acupunct Meridian Stud, 2015, 8(5): 220-228.
[23] YIN C, BUCHHEIT TE, PARK JJ. Acupuncture for chronic pain: an update and critical overview[J]. Curr Opin Anaesthesiol, 2017, 30(5): 583-592.
[24] ASMUSSEN S, PRZKORA R, MAYBAUER DM, et al. Meta-analysis of electroacupuncture in cardiac anesthesia and intensive care[J]. J Intensive Care Med, 2019, 34(8): 652-661.
[25] HUANG S, PENG W, TIAN X, et al. Effects of transcutaneous electrical acupoint stimulation at different frequencies on perioperative anesthetic dosage, recovery, complications, and prognosis in video-assisted thoracic surgical lobectomy: a randomized, double-blinded, placebo-controlled trial[J]. J Anesth, 2017, 31(1): 58-65.
[26] WANG H, YANG G, WANG S, et al. The most commonly treated acupuncture indications in the United States: a cross-sectional study [J]. Am J Chin Med, 2018(9): 1-33.
[27] LAO L. Acupuncture practice, past and present: is it safe and effective? [J]. J Soc Integr Oncol, 2006, 4(1): 13-15.
[28] MACPHERSON H, VICKERS A, BLAND M, et al. Acupuncture for chronic pain and depression in primary care: a programme of research [J]. Southampton (UK): NIHR Journals Library, 2017.
[29] The 188th General Court of the Commonwealth of Massachusetts, House Bill 3972: "An Act relative to the practice of acupuncture" [EB/OL]. [2019-10-25]. https://malegislature.gov/Bills/188/House/H3972.
[30] HAN JS, TERENIUS L. Neurochemical basis of acupuncture analgesia[J]. Annu Rev Pharmacol Toxicol, 1982(22): 193-220.
[31] FANG JQ, DU JY, LIANG Y, et al. Intervention elecrto acupuncture on spinal p38 MAPK/ATF-2/VR-1 pathway in treating inflammatroy pain induced by CFA in rats [J]. Mol Pain, 2013(9): 13.
[32] CARLSSON C. Acupuncture mechanisms for clinically relevant long-term effects—reconsideration and a hypothesis[J]. Acupunct Med, 2002, 20(2-3): 82-99.
[33] 朱现民,尹连海.新时期针刺镇痛机理的研究趋势[J].中国中医急症,2012,21(1): 33-35.

针灸和中医是如何在美国的医疗保健和立法体系中生存下来的

于佳家

一、针灸在美国的合法化历史

美国针灸的发展经历了四次历史转变。20世纪70年代发生第一次转变，尼克松总统访华在美国掀起了“针灸热”，引起了美国人民对针灸和中医的好奇[1]。当时，美国成立了第一个针灸医师专业团体。与此同时，加州州长杰利·布朗签署了SB86和一系列相关提案，开启了美国传统中医法律实践的新时代。因此，布朗州长也被誉为“针灸之父”。第二次转变发生在20世纪90年代，美国食品药品监督管理局(FDA)作为美国卫生与公众服务部下属的一个机构，将针灸列为医疗器械的一种(1995年5月)。1997年11月，美国权威医疗机构国家卫生研究院(NIH)举行了一场听证会，肯定了针灸对某些疾病的疗效[2]，进一步推动了针灸在美国的发展，这引发了第二次“针灸热”。第三次转变是在2002年，美国白宫已批准的43种世界传统医学和治疗归属到美国的补充和替代医学体系中，其中“传统中医”作为一个独立的医疗体系被纳入白宫文件[3]。加州东方医学联盟(CAOMA)于2006年委托众议院代表Judy May Chu提出了AB2287针灸劳工赔偿法案，以期将针灸治疗纳入加州劳工赔偿福利[4]。直到2007年6月，在持续推动此类立法和医疗保险政策下，加州政府对劳工赔偿案件中有关适当就医治疗行政指导方针进行了修改，将针灸纳入可接受的医疗疗法中。美国的针灸从业者正在推动将传统的中国针灸引入美国联邦医疗体系。第四次转变发生在21世纪初，其中包括两个重大里程碑式的运动。首先，有执照的针灸师(NCCAOM国家委员会认证和州政府职业许可)在退伍军人健康管理局内有一个确立的就业资格标准，可以在许多退伍军人医院和医疗中心治疗退伍军人的疼痛和阿片类药物成瘾的患者(退伍军人事务部门手册)。针灸师被纳入美国政府系统将增加工作机会的多样性。第二个重大成就是“针灸”获得了美国劳工统计局的认可，美国劳工部管理和预算办公室发布的《2018年标准职业分类(SOC)手册》,确立"针灸师"为独立职业代码,根据可测量的数据作为联邦认可的劳工类别[5]。这一认可使美国针灸师获得了一个特定的标准职业代码(SOC),这也意味着在美国劳动部、国家教育统计中心、美国国防部、国家科学基金会和美国人口普查局享有特定的工作分类。

二、中医在美国的发展趋势

1. 行业数据概述 由于拥有自然、安全、有效的优势,中医已经被美国人民越来越青睐于治疗各种疾病,包括关节或骨骼疼痛、关节炎、癫痫、神经损伤、抑郁和其他疾病,且不限于妇科、儿科、老年病和皮肤病。随着中国传统针灸在美国的兴起,在1992年以前,美国逐渐建立了一大批以针灸为中心的医疗机构,针灸主要在私人诊所进行。自1992年起,除针灸院校开设门诊部外,一些正规医院和国家大学医学院陆续开设了中医诊所或中西医结合诊所。经过几十年的发展,目前美国有大量的私人针灸诊所。据不完全统计,美国大约有5 000家中医诊所,其中近一半是由非美籍华人开设的[6]。目前在美国,大约有5万人从事针灸及其相关行业,其中超过3万人是注册针灸师,还有数以千计的临床医生、脊椎按摩师和理疗师也有针灸执照或证书;其余从事针灸相关行业,如中药管理、中药产品相关业务等。美国的注册针灸师从1987年的2 500多人增加到2018年的28 000多人,从业人数增长了10倍多,其中加利福尼亚州和纽约州的针灸师数量最多[7]。中国传统针灸在美国东部、西部和南部地区很受欢迎。调查显示,年龄在25岁至50岁的白人(受过大学教育,年薪超过3.5万美元)同意并愿意接受针灸治疗。女性占患者总数的69.5%~75%,其中89%为白人。95%转诊推荐使用针灸治疗的是美国西医,这大大加强了中国传统针灸在美国补充和替代医学中不可或缺的地位。

2. 中医教育与认证机制 中医教育在美国经历了四个阶段,即20世纪70年代的萌芽期、20世纪80年代的快速成长期、20世纪90年代的快速发展,以及21世纪逐步建立统一的联邦标准组成的针灸教育认证体系的平稳期。资格认证管理体系、硕士和博士学位体系、专科医师职业资格考试和认证体系的建立使得美国中医教育结构逐步完整。

目前,美国有60所独立的中医学校分布在全国22个州,提供95~100个不同的经认证或预认证的针灸研究项目。这些项目培养了东方医学硕士、针灸硕士和博士学位。与其他职业一样,越来越多的人接受入门级培训,以获得所谓的"入门级博士"

地位。目前只有少数学校提供这种课程，但这将可能成为一种决定性的必然趋势。中医从业人员在取得执业执照后如果希望继续执业，需要接受学科再教育。西医医生、护士和脊椎医生也可以选修中医课程以满足职业再教育的要求。因此，针灸学科再教育也是美国教育体系的一个特征。

美国对针灸师的基本教育要求根据学位课程设置而有所不同。需要 3 年以上，不少于 1 905 小时的硕士学位学时，包括针灸，但不包括草药培训[8]。该学位还包括生物医学辅助技术和核心理论方面的重要培养。东方医学学位包括草药研究，在 4 年的培养计划中至少占 2 625 小时[8]。

在成立正规的医学学校的同时，针灸教育也逐渐出现在美国的主流大学。美国常春藤名校如哈佛大学、耶鲁大学、斯坦福大学、康奈尔大学医学院等相继开展医学类针灸教育，将针灸作为西方医学院项目的一部分，为学生拓展非主流医学的相关知识，如哈佛大学医学院开设了针灸、按摩、正骨等课程。2009 年 12 月 15 日，经过 3 年多的审查，奥斯丁东方医学院(AOMA)终于获得了美国南部地区学院和学校南方协会(SACA)董事会的认可。这是唯一一所经 AOMA 和南部地区大学审计委员会批准的中医学院，是中医药进入美国主流教育的开端和里程碑。针灸教育体系的发展对针灸和中医进入美国医学领域的传播和渗透起到了重要的推动作用。

3. 许可和考试 在美国，合法针灸行医必须通过执照考试获得专业资格。美国针灸经过近 50 年的发展，形成了较为规范的执业考试制度。国家针灸和东方医学认证委员会(NCCAOM)成立于 1982 年，是美国唯一能够通过其提供的考试或颁发的专科医师证书来认证持证人是否具有针灸和东方医学初级临床资格的机构。自 1985 年以来，NCCAOM 每年在 2 月、6 月和 10 月举行 3 次执照考试；35 个州政府承认 NCCAOM 考试，并将其规定为申请州针灸许可证的先决条件。一些州，如加利福尼亚州，自行设置考试，在州卫生部的领导下进行针灸执照考试。如果通过了考试，可以从加州健康许可管理部门申请加州针灸师执照。针灸考试目前分为理论考试和穴位定位考试，可以用英语、汉语、韩语进行。如果是非英语语言考试，考生仍然需要参加托福考试，成绩需达到 550 分或以上。在最近的改革中，一些州要求通过使用英语试卷考试来提高针灸师的整体素质。此外，洁针技术资格证书作为 NCCAOM 颁发针灸许可证的强制性要求之一，也是许多州颁发针灸师医师证的前提要求。执业医师通过 NCCAOM 针灸考试和洁针技术考试后，可向国家医学委员会申请针灸师执照，才可开始执业。

在美国，针灸师的分布在各州之间差异很大。针灸师数量最多的十个州依次为加利福尼亚州、纽约州、佛罗里达州、科罗拉多州、华盛顿州、俄勒冈州、得克萨斯州、新泽西州、马里兰州和马萨诸塞州。截至2018年初，美国48个司法管辖区（包括47个州和华盛顿特区）共有37 886名在职针灸师。这一总数不包括在职非行医类针灸师，以及在没有针灸法案的三个大陆州（亚拉巴马州，俄克拉何马州和南达科他州）和关岛、波多黎各、维尔京岛无执照针灸师。这些州在2018年初还没有通过针灸法案。每个州的从业人员人数都超过1 000人。这十个州共有28 452名针灸师，占全美国针灸师的75.09%。其中，针灸师占比最大三个州分别是加利福尼亚州（32.03%）、纽约州（11.71%）和佛罗里达州（7.13%），这三个州占美国合法针灸师总数的一半以上（50.88%）[9]。

多数州要求NCCAOM考试或认证，但每个州的监管委员会对执照的要求各不相同。中医院校规定学员必须在正规全日制中医药大学接受针灸学教育，并完成相关课程，获得毕业证书后，方可取得针灸考试资格。中国教育部认证的中医药大学和通过针灸与东方医学认证委员会认证的美国国家大学的临床针灸专业本科生也有资格参加考试。针对已经有西医执照的医生则不需要参加全国统一考试，只需学习并完成指定的200～300小时针灸课程[8]。针灸在美国主流医学是一种特殊的力量，西方医生受过良好的现代医学教育，一旦他们意识到针灸的价值，他们就会在临床实践中使用，这将积极推动中医与现代医学、立法、医疗保险支付、科研等领域的融合。

4. 立法运动及其对医疗保险的影响　公众对针灸的需求激发了相应的医疗保健产业和教育体系的发展。然而，这些领域的存在和发展需要法律和法规支撑。自针灸传入美国以来，针灸从业者一直在为公共立法权力而不断奋斗。1972年时任美国总统尼克松访问中国后的第二年，内华达州成为美国第一个针灸合法化的州。1975年，加州通过了针灸合法化法案（SB86）。1979年，立法通过了《针灸师独立执业法》。1995年，FDA将针灸列为一种医疗器械，并肯定了它的功效。从那时起，其他州开始制定针灸法案。据NCCAOM[10]统计，美国50个州和1个特区中有47个州和1个特区立法承认了针灸治疗，其中4个州（佛罗里达、加利福尼亚、新墨西哥、得克萨斯）和华盛顿特区不仅立法承认了针灸治疗疗效，也认可了中草药的应用。2015年，美国退伍军人健康管理局（VHA）与美国国防部合作，培训医生使用一种名为"战场针灸"的耳穴疗法治疗疼痛，该疗法由医学博士理查德·C·尼姆佐（Richard C. Niemtzow）研发，为培训针灸使用提供了快速的方法[11]。2017年5月，美国退伍军人管理局批准将针灸纳入《综合成瘾性与康复法案》（*Comprehensive Addiction and Recovery Act*），授权更多的补充和替代疗法，用于管理患有慢性疼痛、药品滥用障碍和精神疾病的患

者[12]。在VHA的慢性疼痛管理和其他领域的护理中，针灸成为一个日益重要和有效的组成部分。在过去的7年里，提供针灸的VHA机构数量从42%增加到88%。为了顺应这个趋势，特朗普总统于2018年签署了一项名为H. R. 6的法案。这份文件主要是呼吁美国医疗保险和医疗补助服务机构应改善与阿片类药物和疼痛相关的护理，这是第一次在联邦文件中提到“针灸”一词，具有深远意义。从针灸立法国家的数量来看，针灸已经基本普及，这将促进中医临床教学和科研的发展，同时也将促进立法体系的完善。虽然立法已经基本普及，但是针灸的立法细则和管理在各州之间存在着很大的差异性，包括针灸的定义、针灸实践的范围、教育标准、资格证书和职业标准、针灸许可证注册的应用标准、许可证延期续签、医疗保险等方面。

美国的医疗保健一般分为三类：由政府支付的公共健康保险、管理健康保险和私人健康保险[13]。尽管将针灸纳入医保范围的法案还没有被公共健康保险公司接纳，但大多数商业保险公司已经将其纳入了医保范围，特别是在针灸已经立法的州，不同的保险公司和不同的州支付的保险金金额差别巨大。例如，内华达州的所有保险公司都提供针灸保险，而在中西部的一些州，很少有保险公司提供这种保险。美国保险公司覆盖的大部分病种是慢性疾病类和疼痛综合征类；已经有一些保险公司开始尝试扩大针灸治疗的范围。随着针灸疗效的进一步体现和针灸法律的完善，越来越多的保险公司将扩大针灸治疗的覆盖范围，使其治疗覆盖病种变得更加全面。

5. 公共系统倾向中医的转变

(1) 中医药公共援助纳入趋势：针灸很少被纳入大多数公共卫生计划，但我们已经看到了一些重要的里程碑式的进程。由于阿片类药物危机的压力，许多州的公共援助项目已经开始为疼痛管理提供替代疗法。这些尝试通常被认为是“大胆的”或“戏剧性的”，它们的稳定性仍然受到医学界主流的高度质疑。尽管如此，这些都是我们从未见过的接受和整合针灸等疗法的里程碑。这为政府和公众提供了尝试针灸的重要机会，让这种被视为“外来”的替代疗法被接受，适应本土文化。我们看到美国退伍军人事务部等机构呼吁实行综合和整体护理，美国国防部也在考虑将针灸和针灸师纳入其医院护理结构。希望最终将使中医的养生原则和治疗理论更大程度地被接受和认可。

(2) 美国医学针灸学会(AAMA)的孵化作用：尽管针灸师资格入门要求各不相同，但大多数医生会选择接受至少200小时的培训，许多人会通过其他北美项目、中国境内培训的方式深入学习针灸。AAMA每年为医生举办一次年度学术会议，这也是一个非常宝贵的培训和发展本专业的机会。西医生们将针灸引入美国各地的医院和医疗机构，在扩大针灸接受度和针灸实践方面发挥了关键作用。没有这些专业人士，针灸在美国的发展不可能在短时间内取得如此大的进步。AAMA 经常监督培训机构的发展情况，在促进中医药发展方面发挥了重要作用，以达到医疗公共系统内的平衡。

6. **科学研究**　由美国国家卫生研究院建立的国家补充和替代医学中心的年度预算超过 1 亿美元，其主要任务是研究各种补充和替代医学和疗法，其中关于针灸和中医的研究有数十项[14]。针灸科学研究项目主要包括针灸经络、疗效、治疗原理、临床试验四个方面。项目涉及的疾病种类繁多，其中针灸治疗各种疼痛或镇痛机制的临床试验涉及最多，针灸治疗抑郁症和药物滥用的研究在后期取得了大量科研成果(图 3-1)。通过对穴位、经络、治疗机制、临床应用等方面的临床研究，证实了针灸的疗效，其优势得到了公众的认可，从而推动了针灸在美国的进一步发展。

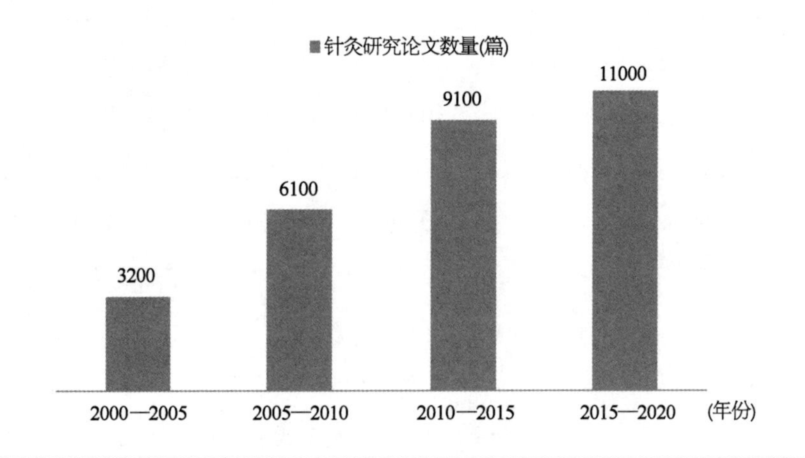

图 3-1　针灸研究科研成果数据一览

(来源：针灸会议网站 https://acupuncture.conferenceseries.com)

三、讨论

中医正式传入美国已近 50 年，经历了一个快速发展的黄金时期。针灸的发展对中医药的复兴和崛起起到了重要作用。随着综合实践的科研发展，针灸有效证据的增加及补充替代医学的突出表现，检验了中医药在美国重大医疗体系中的应用和有效性。

中华传统文化的复兴，中国经济的崛起，国际地位的提高，皆为中医药的海外发展做出了巨大贡献。虽然针灸正式传入美国最初源于中美两国政治建交，但它的发展并不依赖于中国政府的大规模干预;相反,它是以民间社会组织、学术机构、教学单位、公众接受、中美医师交流为基础而建立的。近10年来,全美有三个州仍然没有对针灸进行监管,但这些州已经开始逐步地走向立法。例如,密歇根州正处于一个过渡状态,针灸师作为一个普通群体虽然拥有职称保护,但缺少一个对该职业的行业立法。我们可以看到,在立法确立之后,针灸和中医在医学界的接受度不断提高,并与补充替代医学体系相结合,在公众中传播更加顺利。可以说,针灸在美国的发展不仅承载着中国文化元素,也包含着人们对医学多样性的认识。

在过去的10年里,美国的针灸专业以前所未有的速度发展,建立了中医的基础结构,合法化"针灸师"这一职业,并得到了美国劳工统计局(BLS)的正式认可。这种认可创造了一个确定的、可征税的和可衡量的专业群体。它为针灸师加入众多联邦项目打开了大门,包括教育贷款偿还项目和其他机会。它促进了针灸专业作为一个经济实体的研究,可以帮助行业大数据检索,如工资涨幅趋势和有法律意义的就业指数等。所有的举措旨在促进对针灸师这门独特职业的理解,促进科研对针灸新兴证据的认可,并创造文化认知转变,以支持和整合健康服务业,使它们互为补充和发展。

四、结论

针灸教育体系的发展对针灸和中医药进入美国医学领域的传播和渗透起到了重要的推动作用。虽然它还没有达到与西医相同的地位,但是一个单独的职业法典的诞生暗示了某种可能性。随着美国每年拨款数千万美元支持中医临床研究,所有证据都指向中医越来越高的接受度和可利用性。美国民众对于中医的接受度,仍然存在着重大的挑战。中医在美国近期的发展方向是需要扩大适应证研究,特别是应增加对癌症等疑难病症的临床研究。这将是海外中医药发展的一个突破点,也是美国政府增加中医药研究经费的重要原因。如果针灸的临床效果在美国联邦审查项目中得到证实,针灸可能会进入美国公共医疗保健系统。然而需要注意的是,万物的发展都有其双面性,政府的加大投入也可能使中医失去其在研究和临床治疗方面的领先权威,从而面临危机。在过去的50年里,我们看到了这个行业的从业人员显著增长,笔者乐观地认为,尽管与美国的西医相比,中医在美国想要达到独立学科的学术地位还有很长的路要走,但最终肯定会有更大认知上的进步。综上所述,针灸在美国的发展为中医在世界范围内的全面快速发展提供了宝贵的经验。

参考文献

[1] RESTON J. Now about my operation in Peking[N]. The New York Times, 1971-07-26.

[2] Acupuncture. NIH consensus statement online 1997 Nov 3-5; 15(5): 1-34[EB/OL]. [2019-07-29]. https://consensus.nih.gov/1997/1997 Acupuncture107html.htm.

[3] White House Commission on complementary and alternative medicine policy [EB/OL]. (2019-07-29)[2002-03-29]. http://govinfo. library. unt. edu/whccamp/pdfs/fr2002_document.pdf.

[4] CALIFORNIA SENATE RULES COMMITTEE. Worker's compensation: Acupuncture Bill No: AB2287 [Z]. (2019-07-29) [2006-08-24]. http://leginfo.ca.gov/pub/05-06/bill/asm/ab_2251-2300/ab_2287_cfa_20060827_132733_sen_floor.html.

[5] U.S. Executive office of the president office of management and budget. Standard occupational classification manual United States 2018[Z]. (2019-07-29) [2016-07-22]. https://www.bls.gov/soc/2018/soc_2018_manual.pdf.

[6] 李珏. 浅谈中医针灸在美国的发展[J]. 天津科技,2009,36(2): 80.

[7] 李娟. 中医针灸在美波特兰蓬勃发展白人针灸师多于华人[EB/OL]. (2019-07-29)[2011-06-04]. http://finance.sina.com.cn/20110604/11029947524.shtml.

[8] 陆聪,何巍,赵英凯. 美国针灸教育及资格开始体系探析[J]. 中国针灸,2013,33(12): 1131-1134.

[9] FAN A, STUMPT S, ALEMI SF, et al. Distribution of licensed acupuncturists and educational institutions in the United States at the start of 2018[J]. Complementary Therapies in Medicine, 2018, 41: 295-301.

[10] FAN AY. NEVADA: The first state that fully legalized acupuncture and Chinese Medicine in the Unites States[J]. Journal of Integrative Medicine, 2015, 13(2): 72-79.

[11] KAVITHA P, REDDY. Acupuncture and whole health in the Veterans Administration [J]. Medicine Acupuncture, 2018, 30(5): 225-227.

[12] Department of Veterans Affairs. Part Ⅱ: Appendix G53. Acupuncturist qualification standard GS-601. Veterans Health Administration [R]. In: VA_Handbook_5005_100_Certified.pdf Washington DC: Department of Veterans Affairs (2018-02-07); II-G53-1-II-G53-8.

[13] 王守东,侯酉娟,孟凡红,等. 美国针灸立法及标准化研究现状[J]. 针刺研究,2012,37(3): 256-259.

[14] 田小明. 中医中药及针灸在美国的发展概况[J].世界中医药,2006, 1(11): 55-57.

第四章 中医药特色治疗

中医推拿在西方的发展近况以及存在的问题和影响

黄　琳

一、中医推拿在西方发展历程以及对西医的影响

中医推拿学是以推拿手法作为防治疾病主要手段的一门中医临床学科，在西方一直以来作为补充主流医学的一种辅助手段治疗疾病。在大航海时代，中医药文化就已经在欧洲盛行，当时的欧洲各国官方对中医药始终抱有怀疑，但是随着东西方文化交融，西方民众对中医药文化越来越认可和推崇，西方各国如美国、澳大利亚等陆续有了中医医院和中医学院。近代以来，一些国家的传统医学文化得到了世界的关注，WHO在2014年通过《世卫组织2014—2023年传统医学战略》，其中得到传承和发展的三种传统医学中就包括中国传统医学，这也让中医得到世界各国更多的重视。

19世纪，中医推拿和针灸、气功、中药等一同传入美国，美国政府渐渐关注到了中医，逐步设立法案。美国于2002年在白宫发布一份医学政策报告，报告中肯定了补充替代医学的价值和中国传统医学的独立体系，并注重其医药文化价值[1]。1991年，德国在慕尼黑开设了第一家中医医院。根据不完全统计，日本的推拿按摩学校有167所，加拿大中医诊所有3 000多家。中医推拿以其显著的疗效得到越来越多民众的推崇，目前在西方各国官方不同态度的政策下，中国传统医学在一些西方国家的认可程度也并不相同，澳大利亚官方承认中医的地位与西医相等，但大多数西方国家官方只秉持在对针灸推拿高度认可的情况下制定补充主流医学的相关法律。在日本，中医推拿可作为单独的职业，即完成指定的项目考核，使能得到从事该职业的证书；美国把它与中医针灸合并为针灸师，通过学习考核持证上岗；法国国家官方并不承认该职业，只把它作为一种防治疾病的辅助手段。但是总体上，中医推拿以其优势正在被西方国家的官方逐步认可，在一些国家也在逐步地走向合法化。从事中医推拿行业的人以及学习中医推拿的人在逐渐增多，该行业的诊所、院校在西方一些国家也在增

多,西方各国对其相关法律也在不断地修订,如美国国家卫生研究院(NIH)于1992年7月设立了非常规医学办公室(OAM),负责对各种传统医学(包括针灸、推拿)进行科学评估,从而确立非常规医学在美国的合法地位。中医推拿对西方主流医学西医在康复治疗、正骨、整脊等各方面的补充效果良好,让西方医学多了可选择的治疗方式,但是中医推拿运用在正规的医疗上还存在一定的难度。目前,中西医在治疗一些疾病时辅以中医推拿能达到更好的疗效,如西医结合推拿治疗小儿疾病中的腹泻、便秘等。西医结合中医推拿治疗疾病方面的研究也在不断深入进行。

二、西方中医推拿的教育条件

中医推拿的特点是手法种类多,动作规范,治疗范围广。作为一种自然疗法,在正确使用的情况下,它拥有无毒副作用和在无创伤条件下防治疾病的优势。中医推拿最早流入日本、韩国,后来与东亚周边国家有了交流。近代以来,随着东西方文化的不断交融,中医推拿在西方民间发展起来,越来越多的西方国家民众寻求中国传统医学的帮助以治疗病痛。在此期间,中国传统医学私人诊所不断创办,西方某些国家政府不得不立法规范中医推拿等传统医学的从业条件。随着西方国家对中医推拿技术的认可,越来越多的人学习中医推拿。西方一些国家虽然也设立了中医院校,但是其完整性方面比不上西方主流西医医学教育体系。2006年11月20日至23日,WHO在意大利米兰讨论制定世界传统医药教育计划,其中包括中医药教育。该会议制定了中医药业余教学时数:理论+实践=1 560学时,自学+实习=900学时,总学时为2 460学时。中医课程的课时总体来说遵从西方主流医学的思想,设置课时注重临床实践。西方有些国家的中医学科或采用三年制至五年制教学模式,或采用与高校之间合作的方式,或自行创办私立院校。根据不完全统计,全世界除中国外大约有50万人受过专业的中医针灸师培训,70%以上的中医针灸师都是通过各国当地的业余中医学校完成培训,有30%同时学习西医,这群人大多自开诊所,这其中有5%的人群从事中医推拿,90%从事针灸[2]。这些西方国家的中医学院因为医学观念差异、地域语言不同、师资力量匮乏,并且授课者对中医的掌握程度也各不相同,所以教授的中医理论、推拿、针灸操作等方面的知识也肯定会存在差异。在澳大利亚,大约有20所学校提供中医课程,它们开设三种中医教育:中医专业四年制学士学位、针灸四年制学士学位、包含有中医推拿内容的针灸五年制双学士学位。美国则采用针灸三年制或包含推拿内容的五年制[3]。新加坡的中医研究院、南洋理工大学分别与中国不同大学联办中医本科大学，都是5 100学时。英国也采用与中国的中医药大学合作的方式开设本国的中医药大学。虽然各国中医的教育制度不同，但大部分把推拿作为辅助手段列入课程，或作为补充针灸的手段列入针灸课程，甚至并未具体开设这门课程。由此可见，中医推拿教育仍然需要结合社会发展和实际情况进一步探讨，各个国家对中医推拿教育还没有一个全面的标准化教程。同时，中医推拿在学术方面还需客观探寻其作用，研究其与其他手段配合使用的疗效，增加实践运用，推动其被更多国家了解认可。

三、与传统医学的按摩对比，中医推拿的发展优势以及相关研究

中医推拿手法种类丰富、作用范围广泛，能带给民众更丰富的治疗体验。根据文献将其与泰式推拿和西方推拿进行比较[4]，中医推拿在推拿治疗方面比较全面，并且灵活度较大，运用的方式较多作用于全身，在发展层面也与其他两种推拿不同。中医推拿注重整体，西方推拿和泰式推拿大多为保健。泰式推拿多关注背部，西方推拿注重于局部[5]。除此之外，中医推拿与其他传统医学的推拿最明显的差异在于中医推拿基于中医理论的指导，结合中医理论治疗，运用整体观，不局限于“头痛医头，脚痛医脚”。在西方各国也有人在中医推拿方面做相关的研究，如使用推拿治疗落枕、腰椎间盘突出。中医推拿相关研究数量上的增加，显示越来越多的人在探寻中医推拿对人体治疗作用的“秘密”(即运用中医推拿达到的理想效果)。寻找疗效显著并对人体造成更小伤害的治疗方法是所有人的期望，中医推拿刚好符合对人体伤害小、副作用小这个要求。根据研究发现，西方人接受针灸推拿治疗疾病的程度远高于其他传统医学。传统医学的研究受到重视，中医推拿作为在海外认可程度高的一种中国传统医学发展前景明朗。

四、中医推拿对中医药文化在西方输出的影响

如今，中医药文化在100多个国家传播，可见中医药是有作用、有疗效的。中医推拿作为中国流传几千年的医学治疗方法之一，其地位在中国传统医学中是不可忽视的。在西方流行中医药文化期间，西方各国在对药理不信任却承认中医针灸推拿的情况下，发展出了缺少药理配合但却作为单独的治疗手段存在的不完整的中医药文化。缺少中医理论知识、方药药性等配合，对于中医来说都是不科学的，这也是中

医推拿在海外发展的一个问题，即民众对中医推拿追求的是它的疗效却并不了解中医体系本身。中医药文化在海外大体上以针灸推拿、拔罐、刮痧等不需要开方药的形式逐渐被接受。但随着一些国家对方剂的研究，中医的一些草药也被小部分海外人士接受，这说明中医药文化在海外的发展向完整化又前进了一步。中医药文化的输出在被海外人士需要的同时也逐渐被传承着，针灸推拿展现了中医药文化的魅力，那我们就需要进行不断深入地研究，让更多人更全面地了解中医药文化的魅力。在海外的医学以及社会认知中，中医神秘且深奥，海外是西医的发源地，西医发展尊崇唯物主义科学理论。理论体系的不同导致海外人士对中医的接受程度不同，对中医理论体系的认识度也不完整。如今，随着信息交流的便利与频繁以及中国迅速的发展，来到中国了解中医、学习中医的海外人士也越来越多。为了中医药文化的发展，也为了让中医药尽可能地发挥出其价值，中医需要中国乃至全人类进行深入发掘。

五、总结

中医推拿随着中医的草药、针灸、刮痧、拔罐、气功等手段，一同作为中医药文化传入西方国家，在各国官方不同的法律监管体系下发展，至今在国外的中医体系中有一定的地位，在西方各国的研究运用中也有着自己的优势。中医推拿在国际发展上遇到的问题本质就是中医药文化遇到的理论体系的认同度问题。在国际上，中国传统医学教育的问题在于，在西医教育建立的制度下，中医没有发展出理想的教育制度，对比之下借鉴西医教育制度较多，而且中医本身内部划分不明显，建立制度、改变制度都需要长远规划。如今中医药文化的发展在国际上的趋势越来越明朗。对于中医推拿来说，如今的发展情况督促着它不断发展，学术的深入研究、教育事业的改进将吸引更多的人来了解它，从而了解完整的中医药文化。

参考文献

[1] 刘新燕，赵慧玲，吴云，等. 中国针灸在美国的发展现状及展望[J].世界中医药，2017，12(3)：700－703.

[2] 王红，王卫. 中美两国推拿教育比较分析[J]. 天津中医药大学学报，2009，28(2)：106－107.

[3] 海外华人中医药群集体. 国际中医药发展和立法情况概览[J]. 中医药导报，2016(9)：1－5.

[4] 蒋玲芳. 中医推拿和西方按摩[J]. 浙江中医院学报，2001，25(1)：63－64.

[5] 冯燕华. 试论中医推拿与西方按摩的异同和发展[J]. 按摩与导引，1999，15(4)：4－6.

“五行协调战略”推进我国针灸国际化

梁启放

我国针灸国际化既是目标也是过程,总体目标是我国针灸的理论和实践得到国际社会的广泛认同,并被广泛应用[1-3]。我们要实现从中医大国向现代中医药强国的转变,使我国针灸参与并整合到全球经济与科技发展一体化进程中,成为世界新经济与新医学的重要组成部分[4]。一个战略目标的完成离不开实现方式与策略以及它的前瞻性与战略实践的可行性。从我国针灸走出国门开始,面临各种困难和挑战,进展较慢且收效甚微[5]。如何更好地实现我国针灸国际化,是我国针灸国际化战略研究的核心内容。根据调查和参阅文献,结合我国的情况,由事物发生、发展及演变规律得知,我国针灸国际化本身就是发展过程中相互依存、互相协调的阴阳共同体。正如有学者指出“阴阳者,一分为二也”[6]。从方法论的角度来看,可以通过五行学说对实现国际化相互联系和相互影响的关系来探索我国针灸国际化的变化和发展。基于此,本文提出构想并总结了针对我国针灸国际化的战略——“五行协调战略”实践模式,即深究文化根源(本“土”)、加快立法政策(“金”体)、用好固有资源(“水”源)、扩大人才培育(长“木”)以及推动国际影响力(“火”势)的五维立体发展架构,试图为我国针灸国际化的进一步深化提供借鉴。

一、我国针灸国际化要素的“五行”归类

(一) 文化根源(本“土”)

国际化视角下,综合目前要素,将文化根源、立法政策、固有资源、人才培育以及国际影响力等根据五行特性,按照推演络绎法,以文化根源为中心进行土控四行模式归类。

我国针灸国际化可以看作是一种跨文化传播。文化根源,是我国针灸国际化的直接根源,属于“土”,居中,类属我国针灸国际化中有生化、受纳、承载的性质[4]。我

国针灸根植于中华文化，中华传统文化是它萌生、成长的土壤。中华传统文化是中医针灸理论形成的基础，同样也是其发展的动力。与现代医学有显著区别，中医针灸理论是在古代哲学思想指导下，由人类长期医学社会实践，经过验证，从而得出的规律性的总结[7]。如“天人合一的整体观”“上病下治”“左病治右”“上医治未病”等思想及其辨证论治的思维等，属于中华医学文化特有。正因于此，我国针灸有诸多特点，如历史性、民族性和地域性。另一方面，在科技高度发展的今天看来针灸似乎显得落后，不被看好，这是国际化过程中遇到的较大难题之一。

（二）立法政策（“金”体）

立法、政策等制度具有明确而严格的标准，具有收敛、规范的特性，即“金”体，在国际化过程形成“金体”框架性，故归属于“金”。

在世界上多数国家，针灸缺乏相关政策保障。关于我国针灸国际化的发展，国内有出台相关的政策文件，如《中医药国际科技合作规划纲要（2006—2020年）》《中医药对外交流与合作中长期规划纲要（2011—2020年）》及《中医药发展战略规划纲要（2016—2030年）》等[8-10]。如其他国家借鉴我国这些有利于保障和促进针灸事业的政策法令，将推动针灸国际化。另一方面，绝大多数国家对针灸缺乏规范管理，在有些国家尚未取得合法地位[11]。如在国家层面，国外很多国家很长时间没有对针灸发布重要的规定或政策。缘于法律缺乏和管理规范欠缺，针灸国际化面临着无序发展的状况。缺乏法律或政策支持严重影响我国针灸国际化进程。然而这些“金”体却是能为国际化后续进程打下坚实基础的。

（三）固有资源（“水”源）

固有资源可以直接影响国际化的进程，它的好坏优劣直接“滋润”或减缓我国针灸国际化发展，故归属于“水”性。

我国针灸国际化的过程就是针灸在世界各国输入、生根和发展的过程，这一过程的发生必须有个前提，那就是我国针灸相对于其他国家现有的医药体系所具有的某些优势和互补性。一方面，目前我国拥有独特的卫生资源的“水”源环境。主要有：天然药物、诊疗观念、简便验廉的手段以及人口众多等[12]。但是另一方面，现进程有不足之处：缺乏科研技巧、现代研究方法学和语言沟通表达等[13,14]。国外调查者James Giordano等认为[15]，由于针灸等传统医学科研受限，传统针灸疗效评价方法有局限性，当前仍缺乏更为科学、公认的评价方法。这些现实一定程度上影响了针灸被公众的认可度。这说明了我国针灸需要发挥国家资源优势整合互补，推动针灸国际化。

或许针灸与中药之间可通过以药带针、针带动药的方式走向国际化。诸多实证例子[16-18]：获得诺贝尔生理学或医学奖的青蒿素；治疗白血病的砒霜；治疗埃博拉出血热的汉防己碱等。这些例子都证明，中药和针灸在我国具有"水性"优势资源，正确运用各种资源的互补性对其进行科研创新，能够产生更大潜力，对我国针灸国际化具有不可忽视的关键作用。

(四) 人才培育(长"木")

人才培育，或升或降，会较大程度影响针灸国际化进程舒畅或压抑的特性，故归属于"木"。

我国针灸国际化最紧缺的是具有针灸专业背景和从事国际化推广的复合型人才[19]。人才资源是获取竞争优势最基本、最重要的要素。我国针灸国际化最终需要人才。针灸国际化对人才的要求，一方面，要懂专业领域的知识，又要熟悉和掌握市场运作等专业外的领域；另一方面，还需要较强的外语交流能力和人际沟通能力。拥有这些知识和能力的人才，对于实现我国针灸国际化战略具有至关重要作用，是促进针灸走向世界的根本保证。目前在针灸专业化和技术方面不乏人才，但缺乏较多从事针灸国际化工作的外向型复合人才。因此大力建设针灸国际教育和人才培育体系是当务之急。

有调查显示[20]，目前国际上中医针灸从业者大多是没有针灸专业背景的，其中25%是西医背景，另外25%则无医学背景。因而时常发生不良针灸事故、针刺西化的问题，甚至在国际报道中欺诈消费等问题时有出现。另一方面，国外的针灸教育学生规模小、师资力量薄弱以及临床教学实践基地缺乏等问题不能得到很好的解决，这也导致了国外针灸教育质量一般、从业者的临床诊疗能力较弱以及针灸话语权严重不足。近年来，来华学习针灸学生的规模总体与同期相比，所占的比例仍不甚乐观，有数据显示从2005年的8.72%下降到2014年的3.40%[21]。所以，提高我国针灸留学生规模也成为亟待解决的问题之一。

(五) 国际影响力("火"势)

国际影响力在很大的程度上可直接影响针灸国际化进程，具有"炎上"、推进我国针灸国际化的作用，故归属于"火"。

我国针灸国际化发展是必然趋势。与此同时，当前也遇到不少壁垒[22]，如贸易壁垒。对于传统针灸医药国际贸易而言，主要面对的是绿色贸易壁垒及技术性传播交流壁垒。对于国外来说，可能是由于针灸来自他国的缘故，加上国外对针灸国际化的研究还比较欠缺，因此针灸国际化的海外影响不够大，尚未引起国外学者的重视和关注。

为了促进科学技术在医学上的国际合作，提高针灸国际影响力的水平，通过实施国际中医药针灸科技合作计划、合作建立中医院、为当地民众提供针灸临床服务等对外援助和医疗合作项目,将推动我国博大精深的针灸走向全世界,引起国际社会对针灸的关注和重视,从而有助于世界各地的人们主动接受针灸医疗服务。

"五行协调战略"模式说明我国针灸国际化需要具备整合良好的资源优势,深究文化根源(本"土")、加快立法政策("金"体)、用好固有资源("水"源)、扩大人才培育(长"木"),这些终将能助攻推动国际影响力("火"势)。

二、运用五行学说分析我国针灸国际化关系

结合中华文化的"五行学说","五行协调战略"模式不仅可以阐述我国针灸国际化中各要素属性特点,更可运用五行生克理论说明各要素间的内在联系,包括相互资生、相互制约的关系。

(一) 以五行相生说明我国针灸国际化的资生关系

"木生火",人才培育若得到很好的保证,国际影响力就会破势如竹,我国针灸国际化则会如日中天;"火生土",一旦国际影响力"点燃",本土文化根源趋于"燃点"之上,火旺则越热;"土生金",当文化根源得到深入理解领会,将使针灸立法政策更加顺畅,更充满信任感,国际化质量得到良好保障;"金生水",由于立法政策得到实施,在针灸国际化进程中,国与国之间的固有资源水平会有所提高,有助于满足人们"消费"需求;"水生木",作为固有资源提供方,为确保针灸医疗水平,"人才培育"措施会加快完善教育体系,提高针灸国际化水平。由此而见,我国文化根源作为五行属性之一,影响着其他四行,也受其他四行影响,符合五行模式之观点,充分调动各行属性能动性,即最大限度地实现我国针灸国际化,为世界范围提供周到、优质的针灸治疗服务。

我国针灸对未来世界的影响和吸引力关键在于针灸临床应用效果和其独特的生命智慧、健康文化。所以,我国针灸的国际化要遵循体现东方文明、服务全球健康的原则,可以试图透过西学东渐历史,寻求针灸国际化的路径。不同国家的文化语境及其思想、感受和行动都会有很大的差别。例如,中医学与西医学,两者在不同的文化背景下产生,在思维方式上有本质的不同。所以在针灸国际化的过程中,应遵从不同角度,使当地民众在切身感受我国针灸学天地一体、天人合一、天地人和、和而不同特点的同时,逐步领会中华文化的认知方式和价值取向。

针灸国际化战略应当植入我国乃至国际医学者的心中:从概念、理念开始,唤醒针灸人的感官,指向生活、自然、传统的教学。我国针灸教育的成功正是在于坚持传

承中医之“道”：不偏不倚，致中和。大力开展中医针灸国际教育，不断提高教学质量，扩大教学规模，是我国针灸国际化的奋进目标之一。另一方面，中医药院校以及有关机构也应不断更新观念，加强针药结合，不断拓展国际针灸学人才的培育发展规模。

(二) 以五行相克说明我国针灸国际化的制约关系

“水克火”，即指能否规范用好固有资源的行为会影响针灸国际影响力，也就影响针灸国际化进程；“火克金”，即是指针灸国际化趋势会在立法政策等制度“金框架”下严格执行，同时会影响“金体”的不断改进、修正；“金克木”，立法政策等制度“金框架”不够完善，则会使人才培育的产出质量得不到提升，难以使针灸国际化保持良好状态；“木克土”，人才培育不仅仅在针灸国际化进程中可以影响民众对本土文化的理解，也能在竞争中激化本国人民的针灸就医意愿，影响针灸国际化；“土克水”，通过有效地理解我国针灸的文化根源，他国能仿效将针灸治疗或计划治疗需求，影响固有资源是否得到更好配置。针灸国际化的主要目的是服务大众，根据每个个体的需求为其提供最恰当的资源，需要“五行”战略有高度的系统性和整体协调性。而系统性和整体性恰恰是中医五行思维方式的基础。

针灸是中国传统医学独特的治疗方法，强调“辨证施治”。这也是非我国针灸人难以理解的地方之一。而循证医学则可能解决针灸国际化存在的一些问题，这也是针灸国际化绕不过去的门槛。一旦解决了，可以提升针灸在国际的知名度和公信度。Liu Y 等认为[23]，我国针灸在海外市场的发展由自发状态转变为国家战略，反过来又会系统、全面并可持续地推动医疗、教育、科研、文化、资源等方面的发展。运用五行相生相克规律全面持续地改进我国针灸国际化，实现进程中内外环境对立统一，将有助于推进我国针灸国际化。

(三) 构建我国针灸国际化的策略

由以上分析可知，通过“五行协调战略”模式结合五行学说分析影响我国针灸国际化关键要素的属性和特点，能厘清各要素之间的联系、发展，及时调整我国针灸国际化进程，对我国针灸国际化失衡或缺陷确定干预原则及策略十分有利。

1. *依据五行相生规律确定的是“补母”和“泻子”原则*　“虚则补其母，实则泻其子”[24]，依据这一原则，形成以下方法：滋水涵木法(即用好固有资源来扩大人才培育法)、益火补土法(即推动国际影响力与推广文化根源体验法)、培土生金法(深究文化根源，加快立法政策法)和金水相生法(推动立法政策出台，用好固有资源法)等。

做到这些，要牢牢抓住两方面，一方面需要充分发挥有专业背景人才的作用，加大国内外对针灸国际化复合型人才的培育，同时可出台相应政策以吸引外国留学生来华研习针灸。另一方面在国外与各国政府及大学开办境外的针灸培训学院和机构等，培养本土化的针灸人才，逐步形成“国际化人才、人才国际化、针灸国际化”的新局面。

加快对针灸国际化复合型人才的培养。复合型人才的知识、专业以及国际经验对在海外发展国际针灸至关重要，并有可持续发展的作用。根据目前我国“一带一路”倡议，中医药针灸相关机构可通过借助扶持形式，采用多种形式和措施，培养更多具有扎实的针灸专业知识和良好的外语交流能力的针灸人才。要充分利用我国培养的在海外发展的中医针灸人才的优势，打破原有的人力资源储备，通过聘请任用，为我国针灸国际化的发展提供强有力的后盾支撑。

将针灸在一定的范围标准化能推动针灸国际化。加大中医药高等教育海外推广力度，更新传统观念，树立新型产业和市场的概念，做到“主动开放”。近年来海外中医针灸人才逐渐崛起，这与国内的针灸教育各有千秋。如果将国内外人才和技术两者融合，更有利于针灸的国际化全面发展。另一方面，通过扩大我国相关针灸机构组织与海外交流，可以充分依托广大海外华人的力量，开展文化交流，提供健康服务，促进针灸国际化。

充分利用现代互联网技术，发展网络传播，促进我国针灸文化对外传播，例如微信、博客和微博等互联网技术手段。中国针灸文化对外交流与现代先进技术传播相结合，是适合我国针灸国际化的方法之一，能积极改善沟通，丰富交流形式，拓展沟通渠道，营造一个良好的针灸国际化环境。

政府不仅应与WHO、国际标准化组织密切联系，还应与联合国教育、科学及文化组织密切联系，对国际组织的规则、法律、法规和政策加强了解，积极参与其中工作；加强国际组织对我国针灸的认识和深入了解，将国内的针灸法规和标准与国际规则有机结合，营造有利于针灸国际化的发展环境。

针灸要在国外有立足之地，需依靠临床疗效发挥其优势。要有针对性地在当地开展临床治疗服务，充分发挥针灸效果的独特优势。在实践同时，要注重针灸标准化理论建设与人才培养，通过针灸规范化，努力推进针灸国际化[25]。Meng XJ等[26]介绍了我国针灸在新加坡的发展历史及针灸的教育、立法等；Zhang JW等[27]分析影响中药在欧盟注册成败的关键因素，并提出了突破欧盟注册障碍方式。要通过加强我国针灸对外交流与合作、扩大我国针灸医药贸易等举措，推动我国针灸的国际化。

2. 依据五行相克规律确定“抑强扶弱”原则　依据这一原则，结合实际情况，可用方法有：抑木扶土法(即调整人才培育探究文化根源法)、培土制水法(即深究文化根源规范用好固有资源法)、佐金平木法(即调整立法政策完善人才培育法)、泻火补水法(即危机资源干预法)等。

我国针灸走向国际化的过程中，一方面，国家要成为中国针灸文化的强大指引者与推动者，构建促进针灸文化在国际传播的重要途径；另一方面，我国针灸应在国际上呈现出良好优势。通过扩大针灸团体与中医针灸院校的海外交流，与广大华侨华人的力量结合一起，积极开展义诊及文化交流活动，坚持做到互利双赢，以提供健康服务为主，增强国际社会对针灸的深入认识和理解，增强文化认同感，使针灸成为我国交流的名片之一，形成针灸国际化的大好形势。

当前，针灸科研的确存在许多障碍，但借助循证医学研究，将更能顺利促进针灸的国际化。依据循证医学，坚持针灸临床实践的理念，建立疗效评价标准和针灸医学分析系统数据库，是研究针灸治疗效果的最佳方式。Xiao SZ 等认为[28]，循证医学可以使针灸明确疗效，增加针灸在国际上被理解和接纳的程度，进而促进针灸国际化。因此，加强我国针灸的现代研究很有必要，特别是可以从现代医学器官、组织细胞和分子水平方面做比较研究。通过严谨的科学研究，得出明确疗效，进而有力地推动针灸国际化。抓住研究过程的异同点着手，厘清中西医认识差异的原因，有利于在求同存异的原则上寻求对策，必然能进一步为针灸国际化铺好路。

我国针灸应当在保持特色与优势的前提下，遵循自身的规律，以求同存异为原则，对本质加以诠释，分别在基础理论研究、临床诊疗标准研究等方面采用国际合作方式，以促进自我价值实现为主体目标来主导研究的方向和攻关内容，注重诊疗思维和模式的发展，这样可以加快国外民众对我国针灸的认识和应用。另一方面，也能突破在不同的文化、语言、思维方式及表现方式上的障碍，这样我国针灸的国际影响力将得到大大提升。

加强与国际组织的交流与合作，营造有利于针灸国际化的环境。尤其是在国家“一带一路”倡议背景下，抓住机会脚踏实地前进，为我国针灸国际化带来广阔空间。从这个意义上来说，我国针灸国际化终会走上前景光明之路。

结合五行学说，以我国针灸文化根源为中心的“五行协调战略”的各要素之间存在生和克联系，说明构建以文化根源为中心的“五行协调战略”模式能大大促进针灸国际化，在相互资生和相互制约过程中会趋于相对动态平衡状态。当某个要素“太盛”而出现异常，有着其他要素的资生和制约，不至于有“过亢”或“虚损”的表现。如固有资源有限，但由于立法政策、人才培育的保证以及理解文化根源到位，或者虽然文化根源存在一定理解的局限和障碍，在国际影响力的前提下，人才培育服务到位，或者人才培育服务虽然有一定程度不到位，但是拥有高质量的资源，也会使我国针灸发展趋于良好状态。由此可见，这些互相关系，将我国针灸国际化紧密联系成一个整体，各要素的有效整合将使我国针灸国际化趋于上升发展。

三、总结

针灸国际化的“五行协调战略”是具有系统性、整体性、动态平衡等特点的整体模式。从文化根源开始，由政府和行业领导带头，并通过构建专业、广泛参与的立法政策，用好我们的固有资源、国际执行机构和国际组织，以及促进合作的重要平台[29]，在此基础上坚实有力地推进针灸国际化。

针灸国际化是一个复杂的系统工程，涉及方方面面。本文虽然从文化根源（本“土”）、立法政策（“金”体）、固有资源（“水”源）、人才培育（长“木”）以及国际影响力（“火”势）的角度对我国针灸国际化的发展策略进行了较为系统和深入的理论、实证研究，得出了一些结论，但尚有不足，有待后续进一步深入阐述和研究。总而言之，充分调动“五行协调战略”力量作用，将会大大加快我国针灸国际化更有力地向前进步。

参考文献

[1] WALTON EW. Electroacupuncture: applications in the treatment of chronic nonhealing wounds [J]. Adv Skin Wound Care, 2013(26): 495-497.

[2] 李明月,陈波,陈泽林,等.中国针灸标准化研究进展及思考[J].世界中医药,2014,9(10):1395-1398.

[3] HURWITZ EL, CARRAGEE EJ, van der VELDE G, et al. Treatment of neck pain: noninvasive interventions: results of the bone and joint decade 2000—2010 task force on neck pain and its associated disorders [J]. Spine, 2008(33): S123-S152.

[4] 肖芒."非遗"光环下的保护与传承——人类学视野下我国针灸的文化探析[J].原生态民族文化学刊,2016,8(1):117-125.

[5] 小焕.中药国际化步履维艰[J].现代商业,2013(21):12-15.

[6] 刘步平,方春平,黄素芳.中医阴阳理论对构建社会主义和谐社会的启示[J].辽宁中医药大学学报,2007(5):195-196.

[7] 王键,周亚东.交融渗透,相得益彰——论中医学与中国传统文化的互动关系[J].中医药文化,2014,9(3):43-47.

[8] 包文虎,陶有青,王璐,等.中医药国际标准化进展、问题和对策刍议[J].世界中医药,2015,10(4):613-618.

[9] 中医药国际科技合作规划纲要(2006—2020年)[J].世界科学技术,2006(5):1-9,15.

[10] 蒋继彪.我国高等中医药院校对外交流与合作的现状、问题与对策研究[J].中医药管理杂志,2015,23(23):7-9.

[11] 杨毅,王子旭,郭义.大洋洲我国针灸标准化现状研究[J].中国针灸,2013,33(4):351-356.

[12] 马洪瑶,申俊龙,徐浩,等.中医药特色社区健康管理模式创新:多元共治与公民主体[J].辽宁中医药大学学报,2014,16(4):85-88.

[13] 冉川莲.中医药多维评价疗效分析方法研究[D].成都:成都中医药大学,2016.

[14] 郭玉峰,尹爱宁,周霞继,等.浅谈中医临床术语标准化工作现状及其深化推进[J].中国中医药信息杂志,2009,16(11):3-4.

[15] GIORDANO J. Ethical considerations in the globalization of medicine—an interview with James Giordano[J]. BMC Med, 2013(11): 69.

[16] 王继刚,华子春,林青松.化学蛋白组学与青蒿素机理研究[J].科学,2016,68(3):16-19.

[17] 陈凯先.把中医药科技创新摆到国家科技战略的高度推动我国科技的原始创新[J].中医药文化,2015,10(2):4-6.

[18] 侯麦花,朱文元,卢新政.三氧化二砷由毒药变良药[J].医学与哲学,2003(7):44-46.

[19] 李明月,徐一兰,陈波,等.思政教育融入针灸专业课程教育探析[J].中国中医药现代远程教育,2018,16(17):26-28.

[20] 孙培林.比利时中医的历史发展和现状(二)[J].中医药导报,2016,22(7):6-10.

[21] 王尚勇,孔丹妹.中医药在世界各国和地区的现状(下)[J].亚太传统医药,2006(10):5-22.

[22] 李振吉,黄建银,邱珺,等.金砖国家中医药技术性贸易壁垒及应对策略研究[J].世界中医药,2013,8(8):887-890.

[23] 石岩殊.我国针灸在海外的发展现状分析[J].亚太传统医药,2016,12(5):4-5.

[24] 廖树荣.《难经》中泻南补北法的应用与补母泻子法的关系探讨[J].针灸临床杂志,1996(10):10-11.

[25] 吴滨江.本世纪中医国际化发展的趋势及思考[J].环球中医药,2011,4(5):377-380.

[26] 蒋继彪.中医国际化发展策略研究[D].南京:南京中医药大学,2017.

[27] 邓兴华.中国企业技术"走出去"研究:专利海外申请视角[D].北京:对外经济贸易大学,2015.

[28] 赵鑫,王阶,陈光.循证医学理论与传统中医临床疗效评价[J].中华中医药杂志,2019,34(8):3362-3365.

[29] 武晓冬.针灸标准化的现状及其发展[J].中国标准化,2007(10):50-52.

中医药国际化视域下中西医结合医学发展思考

李　越　贾连群　潘嘉祥　于佳家
宋　囡　吕美君　李珍一　杨关林

在医学不断进步、科技飞速发展的大数据和人工智能时代背景下，中医药发展呈现出新格局，中西医优势互补、相互融合成为新时代医学的主题，在中医药走向国际化的历程中，中西医结合也迎来新的机遇与挑战。中西医结合是医学发展的必然趋势，中医药应运用先进的科学技术来优化自身的不足，突破发展的瓶颈阶段，使传统的中医学拥有更大的价值，拥有更广阔的发展前景。随着人类对健康需求度逐步提高，国际上对结合医学的认可度随之变化，从不接受到被列为补充医学和替代医学范畴。整合医学、循证医学、生物信息学、网络药理学、人工智能科技等研究方法在新时代应运而生，它们在中医药领域的应用为中西医结合发展提供了多方面的机遇。研究方法的创新是中西医结合发展的灵魂，那么在应用新的研究方法同时，还要加大力度培养中西医结合创新型人才、努力提高中西医结合临床贡献度、加强中医药研发，这都是发展的关键。在中医基础理论的指导下通过融合现代医学的先进技术促进中医药继承与创新，可为中西医结合发展添加动力。

20世纪，伴随人类几千年的传统中医诊疗模式被打破，中医医学与西医医学发生碰撞，形成了如今中国医学发展的特征——中西并存、中西结合。结合医学是一门新兴医学，是半个多世纪以来，应人民群众对疾病预防及治疗的需求和科学社会、医学发展的规律而形成的，是中国医学发展的必然结果，党和国家一直秉持积极态度并高度重视，国际上的结合医学发展也已具声势。中西医结合医学以现代科学知识及技术手段进行传统中医药研究，是更好地继承和创新发展中医药事业的有效途径。中西医学相互补充、取长补短、相互融合是诊治疾病的医学形式[1]。近些年，随着中医药“一带一路”发展的广阔前景，中医药实现国际化不再遥远。

一、中西医结合的发展历程

1. **中西医结合溯源** 我国中西医结合医学概念最早源自1956年毛泽东主席提出的“把中医中药的知识和西医西药的知识结合起来，创建我国统一的新医学、新药学”指示[2]，中西医结合由此萌芽。2008年11月27日，在“纪念毛泽东同志关于西医学习中医重要批示发表50周年”大会中，时任卫生部部长陈竺在讲话中指出：“中西医结合代表未来医学的发展方向。”[3]特别是2016年，全国卫生与健康大会重申“坚持中西医并重”。随着医学研究形式的不断优化、社会化，在新兴的学科中不但要保持敏锐的思考力，还要以探索的视角去审视、考量它存在的意义，并非盲目断言。习近平总书记在十九大报告中也明确指出：“坚持中西医并重，传承发展中医药事业。”[4]目前中西医结合逐渐被实践，不断被完善，越来越受到国际上的重视和认可。结合医学也为中医药国际化带来新的机遇。

2. **国内发展现状** 国内中西医结合医学体系的形成及发展现状：① 国家技术监督局发布将“中西结合医学”列入《中华人民共和国国家标准(GB)学科分类与代码》，并于1993年1月1日正式实行。② 建设本科、硕士、博士教育基地及博士后流动站。③ 大力培养中西医结合高级人才、中西医结合工作人员。④ 中西医结合应用在中医院、西医院各科室，以及中西医结合医院。⑤ 建立多个中西医结合学术组织、期刊，与国内外频繁交流[5]。

3. **国际发展现状** 应用现代先进的研究技术，使传统中医药的研究更加科学、重复性更强，研究开发了诸多传统中草药制剂，如青蒿素、川芎嗪、丹参酮、青黛中提取靛玉红等，以及砒霜中分离出三氧化二砷和四氧化四砷、薏苡仁中提取苡仁内酯，有部分制剂被准入欧美医药市场，且部分被推荐为常规用药。1998年，天士力医药集团的复方丹参滴丸(T89)以药品身份通过美国FDA第一次临床研究申请，目前，成为全球首例完成FDA Ⅲ期临床研究的复方中药制剂[6]。2018年，三七通舒胶囊原料药进入2018年版《德国药品法典》，作为三七通舒胶囊有效成分的“三七三醇皂苷”是我国首例进入西方发达国家药典的提取物[7]。以上中草药制剂均以中医基础理论为指导，结合现代医学技术进行疗效及安全性评价，跻身国际舞台，代表了中医药国际化进程的重要成果。

在国际上，中西医结合医学从被质疑和非议到被接受，又经历了研究与发展的过程，并已经逐渐走向世界。目前，已经有很多国家在补充医学和替代医学中肯定了结合医学的研究。美国的互补与结合健康中心(National Center for Complementary and Integrative Health, NCCIH)将结合医学定义为主流的医学和一些具有疗效证据的互补治疗联合使用的医疗行为[8]。人们对生活质量及健康保健的追求不断提高,现代医学无法满足人们的需求,所以,"互补治疗手段"开始运用。WHO 在 2014—2023 年的传统医学报告中提到,国际上几乎每个国家都在使用传统补充医学,且对其需求正在不断增长[9]。美国哈佛大学专门成立了补充医学和结合医学的研究部门,对传统中草药产品进行基础科学研究,也开展了针灸、推拿等研究,还进行了常规治疗与结合医学治疗的价值比较研究。加州大学西医学中心许家杰表示,中西医结合医学将现代西方医学与中国医学相结合,其形成源于临床实用的角度,且医学行为从急危重症医疗到维护健康防治疾病的医学模式转变,这也是结合医学存在的真正价值。他提议以教育推动医学方法的变革,以及结合医学全球化发展。美国国会于 1992 年 10 月在国家卫生研究院(NIH)设立替代医学办公室(OAM),并设立 NIH 基金支持其相关研究;1998 年,OAM 扩充、更名——国家补充和代替医疗中心[10];1999 年,结合医学学术中心联盟(Consortium of Academic Health Centers for Integrative Medicine, CAH-CIM)于美国成立,该联盟目前已有 69 个会员,其中 62 个来自美国本土,5 个来自加拿大,2 个来自墨西哥[11],由 8 个结合医学中心构成,后更名为"结合医学与健康学术联合会"(Academic Consortium for Integrative Medicine & Health, ACIMH)[12]。

二、中西医结合的必要性

中西医交融,即用现代科学的方法,阐释传统中医学的规律,发掘中医学的理论精华和经验真知,使之与现代医学体系交叉,优势互补,建立一个统一在实证科学基础上的新医学。

首先,从研究对象上来讲,不论是传统医学或现代医学,研究对象都是患者,宗旨都是治病保健,为人类健康卫生事业而奋斗。其次,两者研究方法上相互补充,传统医学仅以人为研究对象,以单一的临床疗效为评价指标,而现代医学则以实验数据为基础,进而应用于临床,或以临床疗效为基础,再用实验研究为依托,证实其有效性的机制;研究结论上都是要找到治疗某种疾病的可靠有效的方法。所以,可以得出结论,结合医学是时代的产物,是人们对健康追求的客观需要。现代医学及传统医学都为人类健康做出巨大的贡献,从"神农尝百草""悬壶济世""橘井泉香"到如今的激光、超导、生信技术、生物技术,无一不体现了人类的智慧与进步,现今医学的发展,绝不可能摒弃中国传统医学，因为它是实践的积累，已经在中国古老的大地上运用了几千年。作为现代医者，不仅要遍读古今之书，忠于实践，还要在实践中思考继承的方式与创新的内涵，既要善于应用现代医学先进技术，辨别疾病的轻重缓急，又要精于运用传统医学方法立本求真，标本兼治，治急疗重又能养护扶正。在疾病防治的道路上，现代医学与传统医学需并驾齐驱，各显其能，最终达到为人类造福的目的。总之，医学的发展是现代与传统的结合，而并非对立。

三、结合医学国际化进程中面临的挑战

即使中西医结合医学在国际上已有所发展，但仍面临一些问题，目前存在学科认同度差异较大、理论创新不足、临床诊疗模式有待优化，以及低水平的基础科研重复和研究成果较少等问题。首先，中西医结合的概念、性质缺少学术界广泛的认同，这是对其发展不利的因素，且理论体系尚未完全形成，所以影响其研究的创新性，中医药国际化的发展缓慢与其创新不足关系密切，中医药知识体系极其复杂，继承并发展好该学科需要研究方法上的创新及研究思路上的转变。有人曾将中医治病比喻成"黑箱子"，因为中药在体内的作用机制无从知晓，至今仍有诸多问题无法解释。对此，国际上对中药的安全性和有效性持有一定的保留态度。但现今医学的发展注定中医药与西医药融合并进，中西医结合是大趋势。这就要求我们要善于借鉴西方的先进科学技术，将中医药标准化、量化，那么中药的质量及有效成分的提取就应该尽量做到标准化应用，从提取分离、质量控制、中药炮制、中药鉴定、中药制剂、中药配方颗粒以及道地药材的标准制定与质量管理等方面来提升中药质量，并用先进的技术手段去研发。再者，应用西方的先进技术去挖掘中医药量化的潜能，达到的最终目的都是为了推动中医药发展，中西医结合是必经之路。医学界对中西医是否能够真正的结合产生怀疑，其根源在于中西文化的差异，国际上各国家对中医药的包容性具有很大差异。再者，临床诊疗方法及评价方法的局限性是中西医结合乃至中医药发展的瓶颈问题，现代高新技术的应用是突破中西医融合问题的有效途径。重要的问题还有中西医结合转化的成果不多，这就急需我们总结出适宜的研究方法，推动成果转化。

四、中西医结合国际化发展策略

1. *研究方法的创新*　在科技发展的进程中，信息技术高速发展，大数据平台不断

被开发，中西医结合的创新研究方法在不断进步，中医界对运用中西医结合的方法开展了很多研究，如对中医证候、药物药理毒理、分子生物水平的机制研究，AI中医诊断技术对疾病诊治的数字化可视化研究，网络药理学的靶标研究及循证医学的临床决策等基础和临床研究[13]。如诺贝尔奖获得者屠呦呦对青蒿素不断钻研，基础是传统中药学，在《肘后备急方》"青蒿一握，水一升渍，绞取汁服"的启示下，改进了青蒿化学成分的提取方法，使中药理论和现代先进科学技术相结合，为中医界乃至医学界创造了价值，造福全人类。中西医结合之所以会在国际化背景下迎来新的机遇，其核心原因在于现代科学技术的发展与应用。

(1) 生物技术的应用：目前，生物技术飞速发展，医学界对分子的研究不再遥不可及。中药、单体、复方及其提取物的有效性，基因、蛋白以及信号转导通路对疾病的表型的影响是科研界研究的重点和热点。中医中药不再是单纯经验医学，通过生物技术实现了中医药与现代医学的有机融合，也是中西医结合发展的体现。

(2) 网络药理学的应用：近几年中医界热议的网络药理学也是结合医学研究方法的代表，"古方新用""新药研发"以及"证"与"分子网络失衡""证"的标志物都可通过网络药理学实现，即对临床有效方剂的中药成分进行提取分析，结合对应的疾病，从分子网络上找到两者的关系，再通过预实验证明药物成分有效，最后对其靶向进行验证，去寻找药物的作用机制。

中药复方所含有效成分数量颇多，成分间的协同作用是通过作用在多靶点上，以调控人体生物网络平衡，进而发挥药物疗效[14]。通过以上途径便可提高中西医结合的临床贡献度。

(3) AI中医诊断技术：上海中医药大学许家佗教授团队一直从事智能中医诊断方面的研究，包括舌诊[15]、面诊[16]、脉诊[17,18]。其是将信息技术、AI技术应用到中医药领域的代表，研发多种智能化设备，可将中医辨证论治精确化，人与设备共同完成辨证，并且在疗效判断中发挥重要作用。许教授团队将采集的图像转化为数字模型，可以清晰地对治疗前后的舌脉面数字化、精准化，实行量-效分析法。计算机技术在中医领域的应用解决了中医药发展的瓶颈问题，如中医药诊治方法的主观性和模糊性太强、数据化不足问题，使中医药的研究也具有诊断客观、评价准确、有数据可依的科学性。将中医辨证论治思想与四诊客观数据和现代医学指标数据相结合，对疾病产生宏观与微观融合的治疗方案[19]。

2. 新医学模式的转变 整合医学、转化医学、循证医学、精准医学是中医与西医完美结合的体现，整合医学是将医学各领域最先进的理论和最有效的实践，根据人们自身所处的环境、心理差异进行调整，使之更加适合人体健康和疾病诊治，运用“以人为本”的方法论，与博大精深的中医药理念不谋而合；转化医学及精准医学都结合了蛋白、代谢组学等最先进的理论和技术。在现代医学治疗疾病中融入中医的辨证论治个性化诊疗、注重治未病、病后康复等方法，形成预防、保健、养生、康复于一体的全面发展方向，是现代新医学模式精华之所在，也为结合医学发展提供依据；循证医学是最高级别的证据，以临床 RCT 研究为基础，该方法可以为中医药研究提供有效证据。通过筛选符合研究目的的中西医结合疗法的临床大样本随机对照试验，对中医临床方药进行有效性及安全性的评价，以避免反复试验及无效的研究所造成的经济浪费，还可以明确中西医结合治疗的优势病种，为结合医学的医疗决策提供科学依据。

3. **结合医学领域人才的培养** 对中西医结合领域创新型及综合型人才的大力培养是结合医学走向国际化的保障。《国家中医药发展战略规划纲要（2016—2030 年）》提出：中医中心“六位一体”，即促进医疗、保健、科研、教育、产业、文化协调发展[20]。对人才的培养来说，科研是基础，教育是前提，那么以上两者促进中西医结合发展就具有纲领性的意义。目前，中西医结合的人才培养还存在较大的欠缺，国务院于 2017 年印发的《“十三五”深化医药卫生体制改革规划》[21]中特别提出“鼓励西医师全面、系统学习中医”。基于西学中的现状，中西医结合理论研究涉及较少，大多停留在技术层面，要培养高级的理论人才和复合型人才，在科学研究层面就需要重视中西结合基础研究及理论方法的构建，并在继承的基础上进行科学创新，才能不断促进中西医结合发展。中医院校学生在创新方面也没有体现出明显的优势，所以，培养创新型及综合型人才要注重科研精神和创新意识的塑造。将科研的新思维、新方法、新技术、新手段和新材料等运用于教学，是培养中西医结合人才的必要举措。

五、展望

中西医两者虽然本质上有区别，但目的都是为了治病保健，总而言之，殊途同归。所以中西医要有机地结合起来，互相包容，创造出更大的价值。现代先进技术不仅是中西医结合的纽带，也是中西医结合稳固的着力点。中医属于复杂性科学，其复杂性决定了它难以量化和标准化，这也是中医学界面临的问题。那么将中医药理论、几千年的经验与现代科技相结合，不仅有助于阐释中医药理论，更能彰显中医药价值，从而搭建中医药国际交流平台，为服务全人类做贡献。所以，传统中医药学与现代前沿科技有机融合是中西医结合国际化发展的必经之路。

参考文献

[1] 陈士奎. 关于"中西医结合"基本概念的认识[J]. 医学与哲学，1998，19(12)：621－625.

[2] 国家卫生和计划生育委员会. 会议动态[EB/OL]. [2017－04－26]. http://www. nhfpc. gov. cn/xcs/hybd/201608/180C314e7e7644a69876009039289ad5.shtml.

[3] 国家卫生和计划生育委员会. 会议动态[EB/OL]. [2017－04－26]. http://www. nhfpc. gov. cn/xcs/hybd/201608/180C314e7e7644a69876009039289ad5.shtml.

[4] 薛崇祥，马宏丽，肖楠，等，中西医结合专业发展方向浅析[J]. 中国中医药现代远程教育，2018，16(1)：148－150.

[5] 董亦明. 中西医结合医学的现状及未来发展之我见[J]. 中医药通报，2006(2)：32－35.

[6] 慕欣. 天士力创新中药在 FDA 迎来新进展[EB/OL]. [2018－12－21]. https://med.sina.com/article_detail_100_2_57897.html.

[7] 何汶慰. 三七通舒胶囊原料药标准进入《德国药品法典》新闻发布会[EB/OL]. [2018－11－23]. http://www. thjkjt.com/tpl/top/dist/.

[8] National Center for Complementary and Integrative Health (NCCIH). Complementary, alternative, or integrative health: what's in a name? [EB/OL]. https://nccih. nih. gov/health/integrative-health.

[9] World Health Organization (WHO). WHO traditional medicine strategy: 2014—2023 [EB/OL]. http://www. who. int/medicines/publications/traditional/trm _ strategy 14_23/en/.

[10] National Center for Complementary and Integratine Health (NCCIH). The use of complementary and alternative medicine in the united states [EB/OL]. http://nccam. nih. gov/news/camstats/2007/camsurvey _ fs1.htm.

[11] Academic Consortium for Integrative Medicine & Health. Who we are[EB/OL]. http://www. imconsortium. org/.

[12] 王阶，乔夕瑶，高嘉良，等.促进中西医结合提高临床疗效及医学水平[J]. 中国中西医结合杂志，2017，37(9)：1124－1125.

[13] 胡亚洁，赵晓锦，宋咏梅，等. 基于网络药理学的中药复方研究探讨[J]. 时珍国医国药，2018，29(6)：1400－1402.

[14] 马旭翔，李勇枝，许家佗. 舌诊信息化技术在证候诊断及疗效评价中的应用[J]. 中国中医基础医学杂志，2018，24(12)：1716－1719.

[15] 陈梦竹，岑翼刚，许家佗，等. 基于图像处理的望诊面色自动识别研究[J]. 中国中医药信息杂志，2018，25(12)：97－101.

[16] 荆聪聪，许家佗，李勇枝，等. 脉搏波传导速度及其在中医脉诊研究中的应用[J]. 上海中医药大学学报，2019，33(1)：87－92.

[17] 石玉琳，胡晓娟，许家佗. 中医病证智能化诊断与分类研究进展[J]. 中国中西医结合杂志，2019，39(6)：763－768.

[18] 崔骥，许家佗. 人工智能背景下中医诊疗技术的应用与展望[J]. 第二军医大学学报，2018，39(8)：846－851.

[19] 国务院关于印发中医药发展战略规划纲要(2016—2030 年)的通知[EB/OL]. [2016－02－22]. http://www. gov. cn/zhengce/content/2016－02/26/content_5046678.htm.

[20] 中华人民共和国中央人民政府. "十三五"深化医药卫生体制改革规划[EB/OL]. [2017－04－26]. http://www. gov. cn/zhengce/content/2017－01/09/centent_5158053.htm.

[21] 贾连群，王莹，张立德，等. 科教结合：中医药院校创新型人才培养的探索与实践[J]. 基础医学教育，2014，16(11)：983－985.

上海建设国际中医体验医疗旅游现状、问题及潜能分析

张天仪　张昕玥

上海作为我国国家中心城市、国际化都市,开发开放水平高,国际客流量大,具备良好的城市基础设施建设及先进的文旅产业和医疗产业。同时上海医疗旅游产业处于政策计划、市场起步的萌芽阶段,有进一步发展对外中医体验医疗旅游的基础和空间。本文分析上海开展中医医疗旅游相关政策产业基础与存在问题,为疫情后上海中医医疗旅游产业发展提供建议。

一、上海中医医疗旅游基础

(一) 游客吸引力强,文旅资源丰富

1. **国际综合交通枢纽,外籍旅客数量广大**　从游客吸引力角度来看,上海是外籍入境旅游者较为青睐的目的地。由中国旅游研究院《中国入境旅游发展报告 2020》[1]可知,新冠疫情暴发前,2019 全年中国接待外籍入境旅客共计 3 188 万人次[1],上海市共接待外籍入境旅客 692.12 万人次[2]。上海市入境外国游客人数占中国全部入境外国游客总数的 21.71%。

上海作为跨境交通枢纽优势显著,客流量大,具备首先发展国际医疗旅游的潜能。2019 年,上海两大国际机场往来旅客数量合计达 1.2 亿人次。作为上海航空枢纽战略核心载体,浦东机场 2019 年旅客往来量居全国第二,其中出入境旅客往来量超过 50%,国际和地区旅客量保持全国第一,是内地最大空中口岸[3]。此外,上海拥有 11 个客运铁路站点,地处长江入海口,位于我国东部海岸线中部。上海作为国际国内综合交通枢纽,可实现跨境客运陆空河海联运,往来旅客量庞大,为国际医疗旅游产业提供了客流基础。

2. **城市建设水平高,文旅资源丰富**　上海城市基础设施建设完善,文旅资源丰

富，客源吸引力强，文旅产业发达，具备进一步发展医疗旅游产业潜能。从城市建设、旅游资源角度而言，上海具有全球领先的城市基础设施建设，能为旅客提供良好的生活、旅游环境[2]：截至2019年尾，上海共有旅行社1 758家，A级旅游景区、景点113个，星级宾馆195家。从艺术文化资源角度而言，上海具有领先的艺术文化氛围。至2020年，上海已备案博物馆149座。至2019年，上海共有美术馆81家[4]。2019年，上海有艺术表演团体311个[2]，专业演出剧场共计完成演出3 743台8 741场，观众达624.68万人次[5]。

3. **中医药文化资源独特** 从中医药文化资源角度而言，上海中医药博物馆展厅面积逾4 000平方米，百草园中药材科普教学实验园林占地一万平方米，均属于上海中医药大学。同时，上海是海派中医的发源地，在近现代中国医学发展史上具有举足轻重的地位。海派中医既具备传统医学底蕴，也具备上海开放包容的特质，地方特色显著，有利于发展特色中医药文化跨境旅游。

综上所述三个方面，上海对于外籍游客吸引力领先全国，其交通便利、客流量大、文旅资源丰富，能为旅游者提供便利的城市生活服务。同时，上海中医药发展水平高，孕育了流派纷呈、独具地方特色的海派中医。针对外籍入境旅游者，上海具备进一步发展中医药医疗文化旅游的潜能。

（二）涉外医疗资源丰富

我国医疗机构按照营利性与否可以分为：公立非营利性医疗机构、民营非营利性医疗机构、民营营利性医疗机构和少数混合制营利性医疗机构。目前，上海面向外籍人员提供中医药诊疗服务的医疗机构中，营利性机构与非营利性机构兼有，以提供高端医疗服务者占多数。

1. **上海国际医疗就医设施先进** 从医疗设施角度而言，上海医疗卫生资源丰富，医疗专业水平较高。上海拥有多家挪威船级社(DNV GL)、国际医疗卫生机构认证联合委员会(JCAHO)等国际标准认证的医疗机构。这些医疗机构开展国际医疗服务，有利于使国际中医医疗旅游的专业性获得国际市场认可。

上海中医医疗资源既具备国际化城市先进的医疗水平，又具备根植本土的深厚中医药底蕴，能够保障对外医疗服务的高质量。

2. **上海国际医疗就医模式便捷** 外籍人员在上海就医流程便捷，提供护照即可预约就医。涉外医院医疗服务水平高，诊疗环境高端，多与国际保险机构达成合作，医疗费用直付，同时费用较高。目前上海涉外医疗服务以高端服务为主，患者多为长期在沪外籍人员，跨境医疗仍有待发展。

就对外医疗服务科室的设置而言，营利性民营综合性医院以上海和睦家医院为例，其共设置22个西医科室和1个中医科(图4-1)；营利性混合制综合性医院以上海国际医学中心为例，共设置17个西医科室(包含51个二级科室)，和1个中医科且无二级科室(图4-2)；中医专科医院以上海泰坤堂中医医院为例，主要提供各类妇科专病治疗服务，兼有骨科、皮肤科、内科、肿瘤科诊疗及海派膏方服务(图4-3)。就对外中医医疗服务价格而言，营利性民营综合性医院以上海和睦家医院为例，中医科就诊挂号费用约为1 500元/次，针灸治疗服务约为500元/(次·40分钟)；营利性混合制综合性医院以上海国际医学中心为例，中医科就诊挂号费用为1 200元/次。

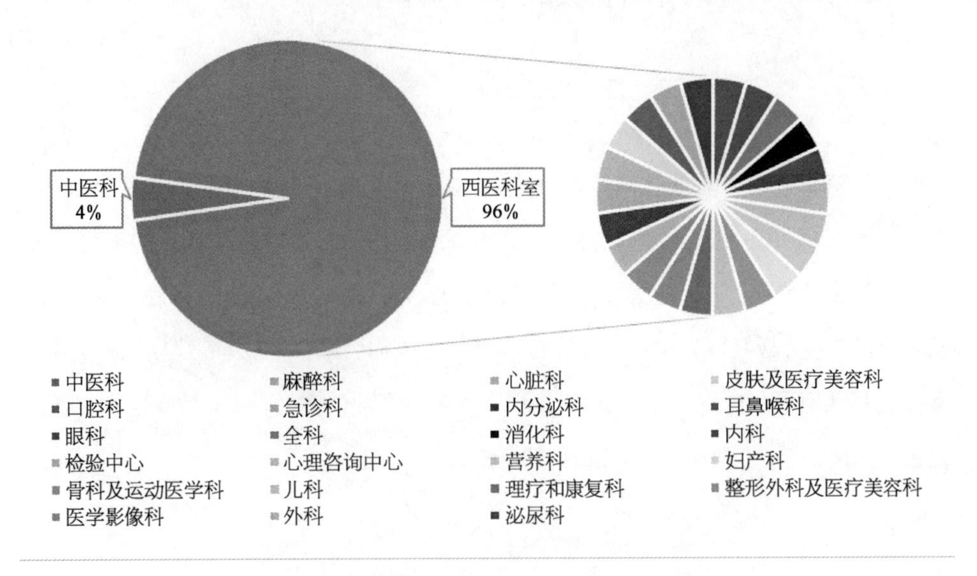

图4-1 上海和睦家医院中、西医科室设置占比

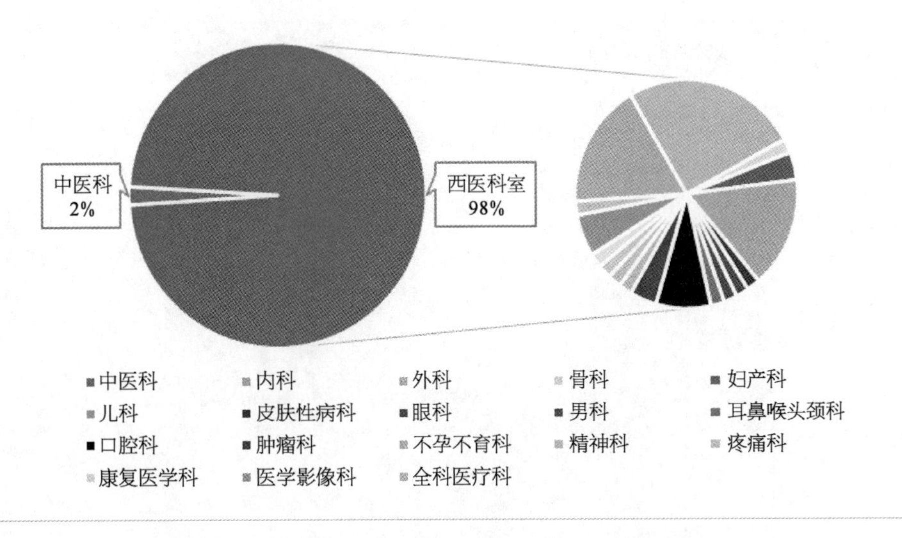

图4-2 上海国际医学中心中、西医科室设置占比

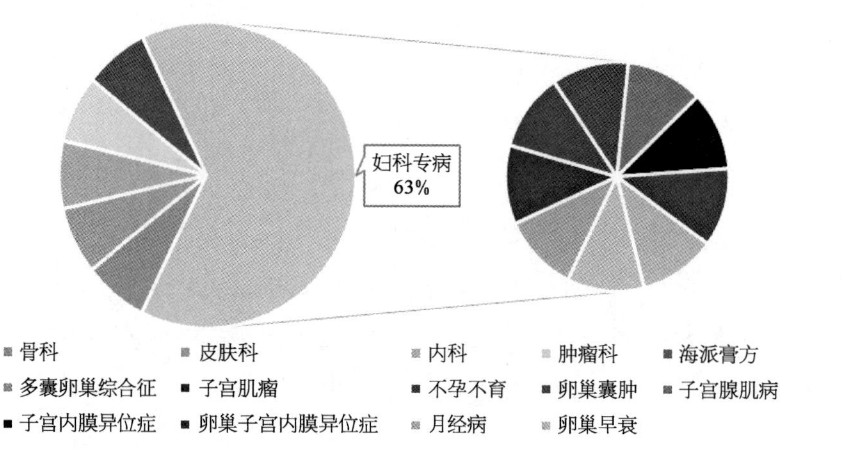

图 4-3 上海泰坤堂中医医院科室设置占比

3. **上海医疗旅游政策计划起步，保障产业未来发展** 上海医疗旅游产业仍然处于发展的初期阶段，进展较为缓慢。上海市高度重视国际医疗旅游产业的发展，不断推动医疗旅游设施、平台建设，在国内居于领先水平，同时政府着眼于制定地区医疗旅游政策制度（表 4-1），出台国际医疗旅游试点机构名单，推动关于建立来华就医医疗签证制度的研究探索。作为我国国际医疗旅游产业的先行者，从政策、计划、发展建设等角度而言，上海国际医疗旅游产业长期向好发展。

表 4-1 上海医疗旅游相关政策、项目（节选）

时　间	政策颁布/运行机构	内　容
2010.6.16	上海市东方医院领导、上海市各部委联合支持发起中国医疗旅游公司构建运营	中国医疗旅游官方门户网站上海市医疗旅游产品开发和推广平台（SHMTPPP）
2011.1.21	上海市第十三届人民代表大会	将“医疗旅游”写入《国民经济和社会发展“十二五”规划纲要》
2014.5.28	国家卫生和计划生育委员会、上海市政府	上海国际医学中心（SIMC）正式运营
2017	国家卫生和计划生育委员会、国家中医药管理局、国家发展改革委员会、国家商务部、国家旅游局	《关于促进健康旅游发展的指导意见》
2018	国家中医药管理局	《上海：打造中医健康旅游国际品牌》

续　表

时　间	政策颁布/运行机构	内　容
2018.10.12	上海市人民政府	《关于促进上海旅游高品质发展、加快建成世界著名旅游城市的若干意见》：(五) 努力建设有竞争力的国际健康旅游城市。 加快上海国际医学园区、新虹桥国际医学中心等健康旅游服务集聚区发展，遴选和发展一批现代化健康旅游示范基地，打造集高端医疗、运动康复、休闲养生为一体的健康旅游产品。以国家及本市中医药健康旅游示范区建设为引领，推进中医药和旅游深度融合，建设度假养生、食疗养生等多种服务体系，促进中医养生保健服务业态创新，鼓励举办面向境外消费者的社会办中医医疗机构，培育若干个国际知名的中医药品牌、服务机构和企业，打造中医健康旅游国际品牌。加强健康旅游国际合作与宣传，举办国际健康旅游博览会和高峰论坛，支持开展面向国际市场的医疗和健康服务贸易。促进医疗美容、口腔正畸、体检、辅助生殖等非基本医疗服务市场发展，鼓励高水平社会办医疗机构提供个性化高端服务，推动健康旅游全产业链发展
2020.8.12	上海市卫生健康委员会	《上海市第一批 10 家国际医疗旅游试点机构名单》
2021.7.9	上海市人民政府	《上海市卫生健康发展“十四五”规划》将“支持健康服务业新业态发展……率先开展国际医疗旅游试点”纳入发展规划
2022.1.14	上海市人民政府	《崇明世界级生态岛发展规划纲要(2021—2035 年)》将“(二) 全力打造活力新康养 1. 做强医疗康复服务：开展国际医疗旅游服务，推进健康保险和医疗支付与国际接轨”纳入发展规划

二、针对海外客源的中医体验医疗旅游潜能分析

(一) 中医药抗疫疗效显著

全球疫情背景下，中医药治疗新冠病毒有效率高，《抗击新冠疫情的中国行动》白皮书受到各国关注与积极评价。“三药三方”之一的清肺排毒汤在意大利、英国、美国、日本、马来西亚等国都有使用；连花清瘟胶囊已在 10 余个国家获批进口使用；中方还向意大利、匈牙利、新西兰等国援助金花清感颗粒，扩大了中医药海外应用，为中医药海外传播及认可度的提高打下了基础。

(二) 全球常见慢性疾病与中医疗法适应证

根据 WHO《2020 年世界卫生统计》，非传染性疾病(NCD)主要是心血管疾病、癌症、慢性呼吸道疾病和糖尿病，该类疾病所造成的死亡人数正在增加，且遍及所有人群及国家。

针对心血管疾病,以针灸治疗重度肥胖伴高脂血症患者的相关研究结果为例[6]。患者经针灸治疗后,肥胖指标、脂质指标及 FPG、FINS、ISI、Homa - IR、Homa - β、FLP 较治疗前均改善,总体有效率达到 83.08%;以针灸治疗心绞痛患者为例[7],在临床研究中针刺疗法有效率达到 92.9%,患者心绞痛单次发作时长缩短,发作频次减少。临床数据表明,针刺疗法能有效缓解心血管疾病患者常见临床症状。

中医针灸应用于肿瘤治疗也能大幅改善患者预后。对于癌痛应用针刺疗法镇痛,根据相关研究[8],单纯应用针刺与单纯应用西药相比,针刺镇痛效果更优,持续时间长;与单纯应用西药镇痛相比,应用针刺疗法联合西药用药的镇痛效果显著优于单纯应用西药,且起效更快,镇痛持续时间更长。相对西药镇痛药物往往成瘾性强、肝肾损害大,针灸作为一种非药物疗法,能够通过物理刺激,通调促进人体气血运行,改善病理状况,起到镇痛效果[9],不良反应少,不产生成瘾性。

针对呼吸系统疾病,以慢性支气管炎为例,有既往研究表明[10],西医常规治疗联合中医针刺,能够缩短患者病程,缓解临床症状,延缓炎症复发时间,调节患者免疫功能[11],提高患者的生存质量。

针灸疗法作为一种非药物疗法,在达到许多西医所不及的疾病控制水平的同时,安全性高,不良反应率低,起效快,可以减少长期服用药物对于患者肝肾功能的损伤。诸多中医疗法在慢病管理方面优势巨大,因此,未来进一步发展以中医药为特色的国际医疗服务贸易大有可为。

三、上海中医医疗旅游发展问题及潜能

(一) 缺乏主打养生体验的专业性对外中医药服务

医疗与旅游相结合的新业态中,养生保健需求是国际医疗旅游市场需求的重要组成部分。上海以疾病治疗为目的的国际中医药服务机构已经具备,例如上海泰坤堂中医医院、上海国际医学中心等上海市第一批国际医疗旅游试点机构。但以中医药养生体验为主的专业国际医疗服务机构在上海乃至国内都尚未形成规模,市场缺少符合政府规范、从业人员及医疗设施专业的中医药养生体验医疗机构与相应服务。这将导致国际中医药医疗服务受众囿于外籍求医患者,而对中医药养生保健有需求的普通外籍旅客将不在受众范围内,不利于对外中医药服务贸易的进一步发展。

(二) 缺乏海派中医特色,沪上品牌不彰

中医药是我国独特的医疗、文化、经济资源。海派中医更是独具上海地方特色的

先进代表。上海国际医疗旅游中医优势发挥不显，且尤为缺乏海派中医地方特色。由上海市政府公布的第一批国际医疗旅游试点机构与种子培育机构名单[12]可见，20家入选医疗机构中，仅上海泰坤堂中医医院1家为中医专科医院，且以治疗妇科专病见长，六成科室设置为妇科门类。同批入选的其他高端综合性医院中，中医科仅仅作为非核心特色科室存在，中医科体量占医院全部科室比重仅2%～4%，针灸、推拿、骨伤等细分专业特色不显，同时缺乏对中医科室的宣传。

（三）缺乏国际化中医药专业服务人才资源

中医药国际化发展需要具有专业中医药技术、良好外语能力、国际视野的复合型人才，而上海目前缺乏国际化中医药专业服务人才资源。在国际化中医药服务应用层面，上海中医药临床人员数量较多，但同时具备中医英语能力者较少。在国际化中医药产业管理规划层面，同时具备中医药专业素质和专业外语水平的研究者、学习者较多，但缺乏推动中医药国际化研究转向市场产业应用的人力资源。

（四）缺乏中医药对外服务市场监管规范

在中医医疗旅游产业起步阶段，对中医药对外服务行业进行监管、规范虽然缺乏但十分必要。由于中医药服务机构数量繁多，质量参差不齐，外籍消费者通过不良中介或直接寻医有一定可能性误入非专业甚至虚假的中医药服务机构，影响消费者就医诊疗体验，甚至为我国中医药体验服务行业整体带来恶评。

（五）缺乏中医药对外服务的有效国际宣传

中医药国际化影响力主要集中于政府间层面，着力于国际医药研究交流、中医外交等方向。而开展国际中医医疗服务受众为大众，受宣传渠道较少、网络信息过载等因素限制，目前直接面向外籍民众的中医药治疗及文化宣传声势不振，难以匹配市场需求。

四、上海中医体验医疗旅游建议

（一）建立国际中医养生体验中心，扩展中医医疗“走出去”受众面

建立国际中医医疗旅游体验中心，提供中医药疗法体验服务，较之具体疾病诊疗，更注重疗法体验与文化推广，有助于扩大中医药旅游国际受众市场，吸引普通境外游客了解中医药文化，进而扩大中医药国际传播范围和影响力。

1. 开办主体——以混合制及民营营利性医疗机构为主　对于首先开展涉外中医药体验服务的医疗机构，建议以混合制医疗机构及民营营利性医疗机构作为主体。

中医药体验服务属于医疗旅游产业的组成部分，医疗旅游业本身属于高端服务业范畴。而非营利性医疗机构提供的医疗服务属于民生保障范畴，且我国目前非营利性医疗资源饱和程度较高，不适合在尚未能充分满足本国公民需要的情况下扩展对外高端服务。且据统计，截至2018年，我国共有约2.1万家民营医疗机构，占全国医疗机构总量的比例超过60%，但仅承担了全国诊疗人次数的14.7%[13]。民营医疗机构具有较大服务潜能，在政府指导下加强民营医院对外办医力度，引导民营医疗机构扩展对外中医药医疗体验业务，有利于对外中医药体验医疗的业态扩大发展，同时有利于医疗资源的合理利用。

2. **开展医疗体验项目——针灸、推拿、膏贴体验为主** 有别于以疾病诊治为目的的医疗服务，中医体验医疗服务以预防保健、慢性疾病的轻症调理为主，因此，中医体验中心应以和缓的、独具中医特色的医疗服务项目作为项目主体。

中医外治法具有国际接受度高、见效快、受术者体验性强的优势，且与外国顺势疗法、整脊疗法有共通之处。面向外籍客源群体，参考常见慢性疾病，可以针对性发展针灸、推拿体验服务。对于痛证、关节病等，针灸、推拿、膏贴等中医特色治疗手段具有极大的优势，能使患者在进行几次治疗体验后，迅速缓解不适。在慢病管理方面，对于心血管疾病、呼吸系统疾病等，针灸、推拿疗法具有良好作用。

中药疗法在国外认可度低于中医各类外治疗法，且往往需要长期服用，远期效果好于近期，故此中药疗法的体验性不强，可作为中医外治疗法体验的补充。

3. **试点分析** 上海国际医学中心可以作为首选试点开展对外中医药体验服务。上海国际医学中心是我国首家中高端混合制综合性医院，既具备公立医疗机构的医疗服务专业性保障，又具备民营医疗机构的丰富辅助性资源，适宜进一步拓展国际中医药体验服务业务，且不会对民生保障范畴的医疗资源造成影响。

上海国际医学中心地处上海国际医学园区，邻近上海中医药大学、上海中医药博物馆等中医药科研、科普机构，其内部设有艺术长廊、建有超10 000平方米的苏式园林，种有多种中草药植物，不定期开展各类医药养生讲座，具有运营集中医药文化科普、医疗养生体验、休闲旅游娱乐于一体的中医医疗旅游服务中心的基础。上海国际医学中心还可以进一步开展各类中医药相关药膳品鉴、中药炮制等文化体验，在衣、食、住、行各个方面渗透中医药意象内涵，推动中医药文化向国际传播。

（二）推动沪上中医药品牌参与对外服务，彰显海派特色

对外中医服务方面，上海应重视发展海派中医，推动海派中医石氏伤科、陆氏针灸、丁氏推拿等特色流派参与国际中医医疗服务，有利于打响国际中医服务的特色上

海品牌。

对外中药推广方面,上海有以雷允上为代表的众多海派中药老字号,众多特色专病验方口碑悠久。例如,上海姜衍泽堂宝珍膏治疗跌打扭伤、肌肉酸痛效果优秀,雷允上六神丸清热解毒、消炎止痛效果显著。上海中药老字号具备品牌实力,加强海派中药老字号对外推广,有利于突出海派特色,打响上海品牌。

推动海派中医文化宣传,其不泥于古、中西并蓄、开放创新的特质也将使得传统中医药文化更易被外籍游客所接受。

(三)健全人才培养考核机制,引导人才流向国际化服务

上海可以通过政府、市场共同引导的形式,建立国际化中医药服务人才中医外语培养、考核机制,引导更多优秀的中医药临床工作者向国际医疗服务领域拓展职业道路。由此,能够推动更多中医药研究走向市场应用,推动中医药对外服务领域专业质量不断提高,同时有利于高层次中医药人才资源的合理配置。

(四)试点中医医疗离境退税制度,加强吸引力、推动产业规范化

在中医药体验医疗旅游起步阶段,可考虑试点中医药体验服务离境退税政策,提升对消费者的吸引力,同时有利于政府加强对中医药对外服务市场的监管及规范。

对于高端医疗服务的离境退税政策,韩国在2016年首先试点美容整形服务离境退税制度[14]。韩国《2015年税法修订案》涵盖医疗美容产业增值税退税制度试点模式,试行期一年。2016年4月至2017年3月,持非韩国护照的旅客携带由韩国正规医疗机构开具的医疗美容治疗证明在韩国机场退税中心可以进行医疗美容服务增值税退税,退税范围包括双眼皮成形术、隆鼻、除皱等门类。韩国政府以此扶持其疫情后低迷的医疗美容产业,吸引外籍游客选择韩国作为医疗整形旅游目的地。

据我国医疗机构增值税税目课税情况[15],医疗机构提供医疗服务属于生活服务业征税税目,税率为6%。对于依照政府指导价为患者提供各项诊断、治疗、住院等医疗服务项目的收入免税。对于营利性医疗机构提供高于政府指导价的医疗服务收入征收增值税。对于非营利性医院,临床应用自行生产药品制剂所产生收入免税。营利性医疗机构取得执业登记3年内,对其自行生产使用药品制剂收入免税。非营利性医疗机构诊疗中销售提供药品收入免税。营利性医疗机构的药房视作独立药品销售企业,对其销售、使用药品收入征税。

对外中医医疗旅游服务属于高端服务范畴,提供服务的主体以营利性医疗机构为主,所提供中医医疗服务定价高于政府指导价,应按规定征收医疗服务、药品增值税。

在探索中医医疗旅游产业的起步阶段,建立中医体验医疗服务退税试点制度,有利于通过优惠退税政策，扩大中医药服务价格优势，吸引外籍游客，推广中医体验医疗旅游。

在探索中医医疗旅游产业起步阶段，建立中医体验医疗服务退税试点制度，有利于政府通过税务对中医药对外服务行业进行监管、规范。建立中医药体验医疗服务退税制度，可以引导外籍消费者有意识携带医疗机构开具的诊疗、体验服务证明及发票在离境时办理退税，进而指导外籍消费者在选择医疗机构时规避不正当医疗机构及不正当定价消费。同时通过引导消费者，实现逆向促进渠道选择和建立，推动对外中医药服务机构的标准化、透明化。

（五）实现与境外中医中心跨境对接，扩大中医药在当地的影响力

2016年，国务院颁布了《中医药发展战略规划纲要（2016—2030年）》，指出“支持中医药机构参与‘一带一路’建设，要探索建设一批海外中医药中心”。境内中医药体验中心可实现与中外合作中医中心进行跨境服务对接。对于体验中心有进一步进行中医药医疗、保健需求的访客，可通过与客源国中医中心的服务对接，后续在当地完成中医药诊疗、长期保健的就医诉求，将单次、短期的中医药体验推广为长期保健服务，发挥中医药疗法在慢病管理方面的优势，进一步推动中医药“走出去”，扩大中医药海外市场及影响力。

（六）开展有效中医药体验宣传，推动中医药文化宣传“走出去”

目前直接面向外籍民众的中医药治疗及文化宣传声势不振，难以匹配市场需求。针对这一情况，可通过进行机场、高铁站中医药快闪展览，开展国际航线航程中的中医国际医疗宣传、中医药文化科普，推动航司与沪上中医药老字号合作推出中药香囊伴手礼等模式，面向入境外籍旅客进行中医药文化、贸易服务的针对性宣传，从而构建新的宣传、获客渠道。例如，2019年，“雷氏迎进博”宣传项目中[16]，上海雷允上药业在虹桥机场到达区域文化展示长廊设置了中医药文化与非遗项目宣传展览互动装置，在扩大企业品牌宣传的同时传播中医药文化，是具有借鉴意义的优秀蓝本。

国际市场具有医疗保健体验服务概念雏形，初步具备中医养生服务概念。以邮轮旅游业为例，针灸服务往往作为游轮休闲服务组成部分，是具备一定代表性的以中医药疗法体验为主的高端医疗养生服务。以2009年投入使用时为世界最大游轮的海洋绿洲号（Oasis of the Seas）提供业务为例[17]，针灸服务与面部按摩、水疗服务等均在游轮休闲中心被提供给乘客。由于游轮针灸师提供针灸服务属于休闲保健门类，因此其医疗特性并不明显，相对而言其休闲服务特性更加突出。游轮针灸师受聘于邮轮公司，针灸师专业水平无法充分保障。因此，游轮针灸服务往往止步于与水疗等类似的单项保健体验服务，相对缺乏中医思维指导下的整体治疗保健观念。借鉴国际游轮旅游业的针灸服务，上海中医医疗旅游可开展机上中医体验项目，以安全性高、体验性强、中医特色鲜明者为宜。推拿手法的自我保健术式体验是合适的机上中医特色体验项目，旅客可通过自我推拿体验中医疗法魅力。机舱放映屏幕可以轮换播放中医药双语纪录片，向外籍旅客介绍中医药历史文化；播放上海国际中医医疗服务定点机构宣传片，介绍机构服务范围、专业水平、先进医疗器械、私密医疗环境、国际客户反馈等，推广中医药医疗旅游服务。此外，中药香囊也是中医保健防病的重要材料，中外航线可通过机上附赠不同香草配方、不同纹饰寓意的中药香囊，向外籍旅客传递中医药文化。发展机上推拿体验、中医科普等多面一体的中医药宣传，能够有效构建新的中医药对外宣传途径，有利于扩大中医药国际影响力。

参考文献

[1] 中国旅游研究院. 中国入境旅游发展报告2019[M]. 北京：旅游教育出版社，2020.

[2] 上海市统计局，国家统计局上海市调查总队. 2018年上海市国民经济和社会发展统计公报[EB/OL]. (2019-06-17)[2020-08-26]. http://www.shanghai.gov.cn/nw2/nw2314/nw2319/nw18462/nw44007/u21aw1388491.html?mg1fcbaaaaaiecbi.

[3] 上海国际机场股份有限公司. 上海国际机场股份有限公司2019年年度报告[EB/OL]. (2020-03-28)[2020-08-29]. http://www.sse.com.cn/disclosure/listedinfo/announcement/c/2020-03-28/600009_2019_n.pdf.

[4] 范昕. 2019年度上海市美术馆名录公布，新增9家，全市共有美术馆81家[EB/OL]. (2019-09-25)[2020-08-26]. http://gov.eastday.com/renda/2012shwl/n/jx/u1ai6251021.html.

[5] 童薇菁. 2019年上海有近625万人次走进专业剧场，剧场票务场租营收达到10.59亿元[EB/OL]. (2020-01-16)[2020-08-26]. http://www.whb.cn/zhuzhan/xinwen/20200116/314760.html.

[6] 黄迪迪，刘志诚，徐斌. 针灸治疗重度肥胖并发高脂血症患者的疗效比较[J]. 中华中医药杂志，2020，35(1)：490-493.

[7] 章晓颖，成泽东. 针灸对冠状动脉粥样硬化的治疗机制[J]. 中西医结合心血管病电子杂志，2019，7(13)：35.

[8] 陈秀香，尧明慧，赛俊婷，等. 针刺对癌痛镇痛作用的研究进展[J]. 世界中医药，2020，15(15)：2346-2353.

[9] 王晓琳. 针灸治疗癌痛研究概况[J]. 针灸临床杂志，2009，25(4)：50-52.

[10] 倪晴帆，张秀芳. 针刺穴位联合药物治疗慢性支气管炎疗效观察[J]. 数理医药学杂志，2015，28(12)：1789-1790.

[11] 李春香，李兆鑫，王鼎，等. 针刺治疗呼吸系统疾病的临床研究进展[J]. 针刺研究，2020，45(2)：169-172.

[12] 上海市卫生健康委员会. 上海市卫生健康委员会关于发布上海市首批国际医疗旅游试点机构名单的通知[EB/OL].(2020-08-20)[2020-08-29]. http://www.shanghai.gov.cn/nw2/nw2314/nw2319/nw12344/nw49248/u26aw65528.html.

[13] 李燚. 全国医疗资源地图：广东三甲医院最多，上海医生很忙，中部“缺医少护”[N]. 21世纪经济报道，2020-03-23(5).

[14] 李美玉，梁倩. 赴韩整容也能退税？韩国明年起实施退税新政[EB/OL]. (2015-08-11)[2020-08-26]. http://korea.people.com.cn/n/2015/0811/c205166-8934434.html.

[15] 财政部国家税务总局. 关于全面推开营业税改征增值税试点的通知[EB/OL]. (2016-03-23)[2020-08-26]. http://www.chinatax.gov.cn/n810341/n810755/c2043931/content.html.

[16] 上海医药. 进博热线|上海雷允上药业亮相“非物质文化遗产暨中华老字号”文化展示[EB/OL].(2019-11-08)[2020-08-29]. https://www.sohu.com/a/352568797_100207665.

[17] 陈德生，一绳. 一座远航的城邦，世界最大游轮全解密[J]. 中国民营科技与经济，2010(2)：86-96.

第五章 中草药海外种植

中药海外种植研究

贺狄寅

一、亚洲

1. **东南亚** 东南亚地处赤道附近，属热带雨林气候和热带季风气候，拥有世界上80%以上的植物药资源，并且东南亚也是世界上外籍华人和华侨最集中的地区之一。从中国迁居过去的大量华侨，不仅带去了中华民族的各种生活习俗，也将中医这门古老医术带去了东南亚。中医药在东南亚地区广为传播，中草药的种植业也较为成熟。东南亚各国出口中药材种类数见图5-1。

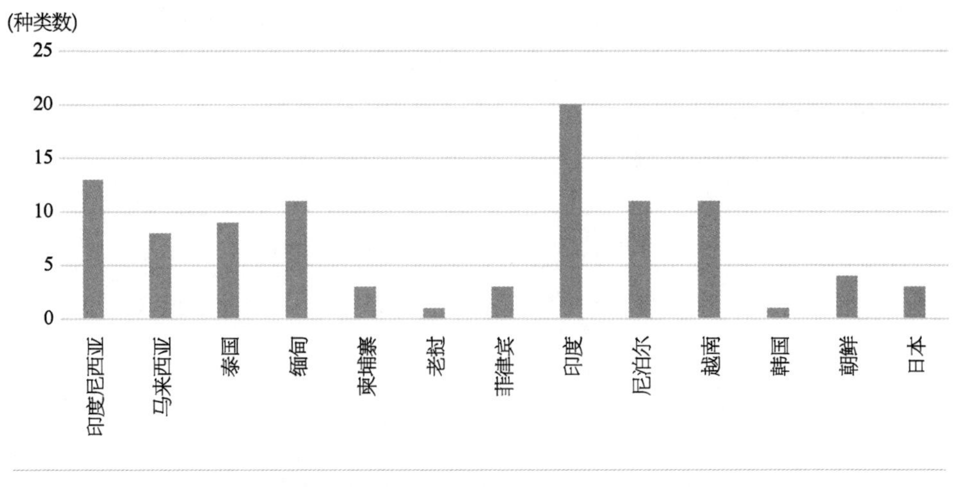

图5-1 东南亚各国出口中药材种类数

(1) 泰国：泰国种植出口龙眼、槟榔、藤黄、马钱子、胖大海、豆蔻等中药材[5]，其中泰国龙眼种植业在全球占有重要地位，龙眼的种植面积排世界第二[6]，产量也很高，主要因为泰国的生态环境使龙眼比其他国家的开花和结果期都早。

泰国东部尖竹汶府和北部清迈、南奔、清莱、帕尧、达府等地区是龙眼主产区。受到地理环境的影响，北部的龙眼色白皮薄且口味清甜，东部的龙眼肉多且皮厚。在尖竹汶府，每年龙眼种植量占全国水果的20%～30%。2011年帕夭府龙眼种植面积达96平方千米，总产量20 377吨，其中清康县的种植面积最大。到2017年，泰国龙眼栽培面积增至290平方千米，产量达10.6万吨[4]。

除此之外，据(美)援外事务管理署(FOA)统计，泰国槟榔种植面积也占了世界种植面积的2%。

(2) 柬埔寨：柬埔寨拥有和泰国相似的气候条件，适合龙眼种植，近几年也大力发展龙眼种植。2019年，柬埔寨全国龙眼种植面积超过88平方千米，其西北部的拜林省和马德望是龙眼主要种植区，种植面积占全国近80%，仅拜林省一省就有4 000多平方千米龙眼种植区，每平方千米至少有15吨产量[6]。随着政策扶持和经济收入提高，龙眼种植面积持续扩大，产量也在不断增长。

(3) 越南：越南气候温暖湿润，适合生长肉桂、甘草、金银花、藿香、穿心莲、白头翁、益母草、南板蓝根等中药材[5]。越南的南肉桂原产于清化县，是肉桂中的极品，故又称清化肉桂。2000年，越南桂皮的产量为4 779吨。到2013年，越南桂皮出口量达到25 889吨，占世界桂皮出口总量17.3%，排世界第三[1]。近年来，越南依靠中国这个庞大市场，大力发展中药种植产业，当地农民广泛种植大风子、胖大海、石斛、槟榔等中药出口中国。

(4) 印度尼西亚：印度尼西亚是个“千岛之国”，拥有世界上80%的植物药资源，是除巴西外最有潜力发展中药种植的国家。在印度尼西亚，传统草药的使用可以追溯到1 300年前，现今传统的草药医学被称为“Jaum”，已发展为一套完整的草药医学疗法，在印度尼西亚原住民中也流传着众多的草药古方，各具功效。

目前，印度尼西亚有908间传统草药厂，可加以培植的草药300余种，80%的中草药在国内销售，20%的中草药出口海外。

世界桂皮近年出口量最大的国家就是印度尼西亚，产区主要集中在西苏门答腊、占碑省、东努沙登加拉省和西努沙登加拉省。2000年，桂皮的收获面积达610平方千米，占世界总面积的44.6%。2013年，出口量则达到了52 507吨，占世界出口总量的35.1%[1]。

自古以来，印度尼西亚就以“香料王国”著称于世。2014年，印度尼西亚丁香年产量达7.3万吨，成为全球最大丁香生产国，丁香种植面积达到33.1万平方千米。而原产于该国的肉豆蔻，市场占有率常年保持世界第一。此外印度尼西亚还种植出产沉香、檀香、小茴香等中药材[5]。

(5) 缅甸：缅甸的传统医药历史久远，中草药种植业也很发达。据缅甸卫生与体育部统计，目前全缅甸共有8个草药种植园，即国民草药园、耶兴草药园、耶丹坤草药园、庞多草药园、设保草药园、原达吉草药园、久贡草药园、甘达雅草药园。坐落在内比都的国民草药园内种植了紫檀、肉豆蔻、巨型蕨、藤黄果、檀香、白檀香、唐松草、蛇根木等稀有草药共59 996株[5]，其培育的所有药材都将提供给传统医药厂。

(6) 马来西亚：马来西亚是一个多元文化共存的社会，传统医药发达。马来西亚已经有庞大的中医药体系，在进出口贸易、批发、生产加工、注册、质量控制、市场营销等方面都十分成熟。马来西亚处于潮湿的热带地区，四季如夏，拥有丰富的中草药资源。2016年，广西药用植物园与马来西亚国际传统医药研究院合作共建马来西亚国家药用植物园，开启中药材本土化种植。

2. 东亚

(1) 韩国：公元4世纪时中医药传入朝鲜半岛，融合发展成为今天的韩医药。朝鲜半岛在高丽王朝时期就开始种植高丽参，距今已有1 000多年的历史。

韩国政府高度重视高丽参资源，大力发展人参种植、开发等产业，走在世界前列。目前，韩国人参产量占全球的10%，其中60%选料在集安、万良。为了规范人参种植、生产，打出自己的品牌，韩国政府早在18世纪末就创立人参公社，于1899年成立正官庄机构，掌管高丽参的制造和输出，将种植基地设立在品质最好的锦山市。在韩国，高丽参得到政府的大力支持和民众的热烈追捧，并且将人参经营定性为国家战略，从多方面对人参产业予以扶持。

(2) 日本：公元4世纪中医药传入日本，通过不断的实践和发展，演化为具有日本特色的汉方医药。目前，日本是除中国以外，最大的中药生产国与消费国，其国内的中药产量于1988年达到峰值，之后开始大幅减少。现因进口药材价格上涨，质量标准不达标等原因，日本又开始在国内大规模种植中草药。其国内拥有传统药材产地，如盛产当归、芍药等的奈良、种植三岛柴胡的九州鹿儿岛，以及核事件前作为传统人参栽培基地的福岛。

在2014年之前，吴茱萸100%产自中国。从2015年开始，福井县发展种植包括吴茱萸在内的10种药用植物，福井县内11个区域的7 700平方米土地上种植了药用植物，茱萸的种植面积也在持续扩大。

2015年，日本内阁会议提出目标，到2020年将目前的5.24平方千米的中草药种植面积扩大到6.3平方千米，并且设置有关种植技术和农业机械技术的顾问，2019年度还计入了推进这些业务的预算。日本国内组建了“药用植物联盟”，该联盟已经在适合种植甘草的北海道规划了种植区域，并取得了一定成果。

每年日本从中国进口80%的中药材用于汉方药的生产，而本土种植仅占15%。不过，随着从中国采购中药材的成本不断攀升、中药材重金属残留以及希望摆脱对中国进口的依赖，不少汉方药厂家开始与当地农民签约，发展药材“日本制造”。

3. **中亚** 中亚自古就与中国保持经济文化交流，古丝绸之路不仅带去了东方丝绸，还将中医药传播到沿线国家地区。现今在"一带一路"的背景下，许多国家开始重视发展中医药，中草药种植业也迅速发展起来。

(1) 哈萨克斯坦：哈萨克斯坦的中草药业发达，甘草、肉苁蓉和伊贝在当地的产量高。当地政府为保护生态环境禁用肥料，所产甘草纯天然无污染，品质上乘。哈萨克斯坦拥有丰富的野生甘草资源，在乌拉尔茨克市乌拉尔甘草连片生长，至少有0.5万平方千米的野生甘草，而这仅仅是西哈州，在东哈州和南哈州也拥有大量野生甘草资源。在"一带一路"倡议下，中国(甘肃)岐黄中医学院在哈萨克斯坦成立，甘肃亚兰公司瞄准商机在哈萨克斯坦成立甘草加工工厂，也带给当地农民甘草种植技术与指导，使得当地甘草种植产业迅速发展。

(2) 乌兹别克斯坦：乌兹别克斯坦中药产业发展迅速，现拥有11 850个中药种植园和51家药材加工企业。2018年成立的中草药种植园内，甘草种植面积达到72%。在2019年，乌兹别克斯坦政府内阁颁布高效促进甘草等药用植物生产和加工综合补充措施，进一步促进甘草等中草药种植业在乌兹别克斯坦的发展。

4. **西亚** 西亚作为联系亚、欧、非三大洲和沟通大西洋、印度洋的枢纽，中医药早在丝绸之路繁荣之时就已在当地生根发芽。明朝时传入中国的具有活血化瘀、散郁开结功效的藏红花，原名番红花，就原产于西亚国家。在中医药国际化的大背景下，西亚各国也乘上了快车，大力发展国内中草药种植业。

(1) 伊朗：伊朗作为藏红花的原产地，已有700年的种植史，其种植的藏红花是目前世界上质量最好的。藏红花种植区覆盖全国21个省，主要集中于礼萨呼罗珊省和南呼罗珊省，其产量达到全国的95%，近年来政府持续扩大藏红花的种植面积。

2002年，伊朗藏红花种植面积达420平方千米，产量140吨，占世界总产量的77%，远远领先于其他藏红花培植国家。到2014年，藏红花种植面积达880平方千米，同比增长5%，产量超过280吨。在2016年，伊朗藏红花产量达300吨，同比增产43%，南呼罗珊省和礼萨呼罗珊省的种植区达800万平方千米。除藏红花之外，伊朗还种植出产小茴香、没食子等中药材。

(2) 阿富汗：以前阿富汗藏红花种植面积和产量很低，自从政府注意到种植藏红花的经济利润，在2015年，政府开始将藏红花的种植推向全国34个省份，同时加强对农民的培训。现阿富汗全国有30个省种植藏红花，种植面积超过1.1平方千米，产量超过4吨，主产区在西部赫拉特省。该省与伊朗接壤，其种植面积和产量占全国的80%。2018年，藏红花种植面积已达6.2平方千米，相较于2017年增加了22%。随着阿富汗政府的扶持发展，藏红花产业在阿富汗将越做越大。

5. 南亚

(1) 印度：印度拥有优越的自然环境，境内传统草药有7 500多种，各邦都建有草药种植基地，除本国人自用外，还大量出口到国外。国内大量种植马钱子、番泻叶、决明子、毛诃子等中药材。

(2) 斯里兰卡：斯里兰卡的南方省加勒区、马塔腊区和西方省科伦坡区的内贡博出产优质的锡兰肉桂。2013年，斯里兰卡桂皮出口量13 866吨，占世界桂皮总出口量的9.3%，居世界第四位[1]。现在斯里兰卡的肉桂产业已发展成为当地人民重要的经济收入来源。

二、美洲

中医药在美洲国家近几年发展趋势上升，美国、加拿大等国家已经开始探索中草药本土化种植，并已取得一些成果。

(1) 加拿大：在加拿大，西洋参的种植已经成为当地农民支柱产业。加拿大西洋参的种植区集中在安大略省、魁北克和蒙特利尔省，是世界上西洋参产量最大的国家。2016年，加拿大西洋参的产量占到世界总产量的50%。

在安大略省，西洋参是当地种植面积最大的田间经济作物，其中95%用于出口。2006年，安大略省种植西洋参土地有6.2平方千米，每年产量1 000万～1 200万磅，加拿大政府有关部门通过对种植西洋参实施GAP管理以及严格控制使用农药，确保加拿大西洋参质量上乘、没有污染。目前大约有160户种植户。当地政府也高度重视西洋参的种植，近年来政府专门为西洋参种植拨款，用于国际市场的推广和宣传，以及聘请农业部西洋参专家为种植户普及栽培知识。

(2) 美国：随着中医药在美国社会的流行，种植中草药在美国成为一个高利润的新兴行业。尽管90%以上的中医从业者依赖中国的进口中药材，但是美国本土种植的中药材产量和市场占有率正在逐步增长[2]。现今美国多个州成立了种植中药材的“种植小组”，用以帮助当地农民更好地试验性种植目前最流行的白芷、紫菀、薄荷和丹参等中药材。市场调查表明，中草药在美国市场需求很大，供给严重不足，种植中草药可以给一个美国农民每年带来1.5万美元的收入，低收入地区的农民通过种植中药材收入增长50%[7]。

美国西洋参产区在东北部的威斯康星州、明尼苏达州、密歇根州、纽约州、宾夕法尼亚州、俄亥俄州、伊利诺伊州、大西洋沿岸的缅因州、北卡罗来纳州、肯塔基州、密苏里州。2016 年美国西洋参产量占世界总产量的 5%,其中威斯康星州是美国西洋参的主产区,产量可以达到全国的 90%[3]。

(3) 格林纳达:在格林纳达,肉豆蔻产量约占世界总产量的 30%以上,仅次于印度尼西亚,居世界第二位。

三、非洲

从 1960 年中国向非洲派出第一批援非医疗队开始,中医药走入非洲。2017 年,中非之间中药进出口总额高达 8 000 万美元。非洲大陆潜藏着丰富的中药资源,当地居民也有用草药治疗的传统,这是一块等待开发的潜力巨大的中草药基地。

(1) 坦桑尼亚:坦桑尼亚的桑给巴尔岛生产的丁香世界闻名,被称为"世界丁香花园"。20 世纪,桑给巴尔岛拥有丁香树 450 万株,面积 320 多平方千米,占当地耕种面积的 30%,占世界丁香产量的 80%。但由于经营成本增高、效率低下等问题,桑给巴尔岛丁香产业开始不断萎缩,种植面积也在逐步缩小。到 2017 年,桑给巴尔岛丁香种植面积仅约 50 平方千米。

近年来,为提高丁香产量,重振丁香王国的美誉,政府也开始出台各项政策,包括发放丁香幼苗、指导农户种植等。但由于加工设备陈旧、管理方式落后、产能严重不足等引起的问题,还是困扰着当地人民。2018 年,当地政府和中国企业合作,引进资金和先进的设备及技术,扩大产业规模,增加就业机会。

(2) 马达加斯加:丁香是马达加斯加最重要的出口农产品,主产区集中在南起阿齐莫·安德烈法那大区,北至萨瓦大区的东部沿海 5 个大区,其中瓦图瓦韦·非图韦那尼和阿那拉基罗夫大区丁香产量最高,占到全国总产量的 80%。

2014 年,马达加斯加的丁香占世界市场份额的 20%,全国种植面积约为 800 平方千米。2016 年,马达加斯加成为继印度尼西亚后全球第二大丁香生产国及第一大出口国,每年丁香出口量约 1.5 万吨。现今马达加斯加全国有近 3.1 万丁香种植户,每户种植 10～1 000 株不等。

四、欧洲

在欧洲市场,因为中药本身存在成分不明、无法用现代医学印证等原因,欧洲人对中药抱着怀疑态度。随着中医药国际化发展,欧盟将包括中药在内的草药纳入政府药品管理之列。因为气候、地理和人为因素,中草药在欧洲种植业处于起步阶段,只有少数国家尝试种植中草药,大多数中草药几乎全部依赖进口,但是随着中医药的国际化将带动中药种植业在欧洲的发展。

2017 年,德国、法国等企业组成联合体,开始实施枸杞种植项目。目标是经过 20 年的发展,到 2038 年在欧洲种植超过 700 万棵枸杞,用以取代进口枸杞。在匈牙利,2018 年由华北理工大学和中东欧中医药学会及东方国药集团共同成立中东欧中药培植及研发基地,开始研发中药优良品种,并开展中药欧洲本土化种植的技术研究。

五、大洋洲

澳大利亚:澳大利亚是个气候多样、植物资源丰富、幅员辽阔的国家,中医药在当地具有合法地位并被纳入医保。当地中药材需求庞大,几乎全部依赖进口。近年来,澳大利亚开始探索中药材的本土化种植。目前澳大利亚的一些研究人员和从业人员开始小规模种植黄连、金银花等中药。

从中国进口中药材的图中可以看出世界范围中草药种植加工产业正在全球化,覆盖了除南极洲外的其他六大洲,中草药种植正处于黄金发展期。各大洲从中国进口中药材数量见图 5-2,各大洲中国中药材进口额见图 5-3。

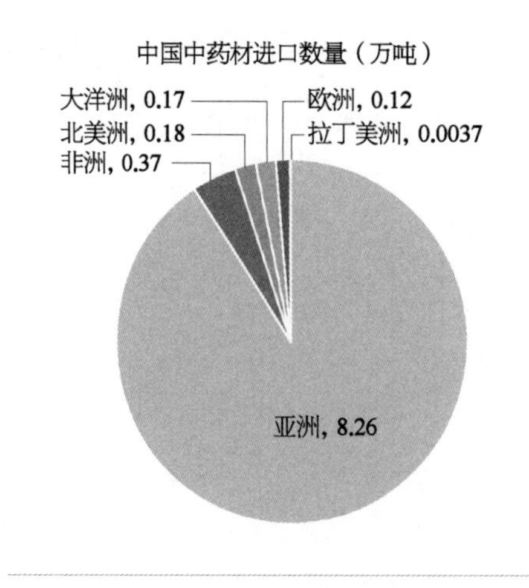

图 5-2　2017 年各大洲从中国进口中药材数量

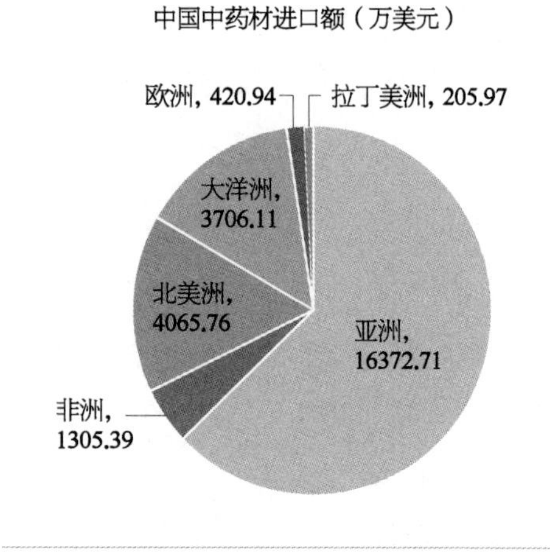

图 5-3　2017 年各大洲中国中药材进口额

随着中药种植业在全球兴起，出现了中草药植物引种海外后成为“生态杀手”的问题。因此对于中草药的引进种植应该与科研机构合作，展开研究，科学种植。其次，中草药海外种植最先也最容易走出去的大多是药食同源类的中草药，说明其效果还缺乏国际社会的广泛认可。

参考文献

[1] 焦少珍. 世界桂皮生产、消费和贸易格局分析[J]. 世界农业,2016(8):124-129.

[2] 杨浩雄,黄飞. 基于美国中药市场分析的中药材出口对策研究[J]. 中国卫生事业管理,2018(7):515-516,556.

[3] 包惠. 美国产业研发的空间与科技政策研究[D]. 上海:华东师范大学,2005.

[4] 李建光,郭栋梁,韩冬梅,等.泰国龙眼生产优势及对我国龙眼产业的启发[J]. 中国热带农业,2018(5):43-45.

[5] 朱肖蔓. 中国与东盟农产品比较优势分析[D]. 北京:中国农业科学院,2007.

[6] 韩剑. 海南龙眼生产优势分析[J]. 中国热带农业,2007(1):201.

[7] 包惠,祝影. 美国产业研发的空间结构及其形成机制——基于因子分析的结果[J]. 科技进步与对策,2008(12):86-88.

中药材海外种植与道地药材传承关联性分析

刘震营

近年来，“一带一路”倡议不断落地生根，中国与沿线国家的关系日益密切，其中受益较大的是中医药的发展，加上国家对中医药传播、传承、创新的重视，中医药的发展迎来了春天。据报道，相关机构已在“一带一路”沿线国家开设了多个海外中医药研究中心，在几十个国家和地区开办了数百所中医药院校，呈现出海外发展的良好势头，同时也是国家大力支持中医药文化传播的有力体现。中医中药一脉相承，中医先利用“望、闻、问、切”四大传统方法，判断出人体是否存在阴阳、虚实、寒热、通塞等方面的偏差，然后利用中药的“药性”给予矫正。中药种植在国内历史悠久，道地沿革性较强，为中国人民几千年来传承下来的瑰宝。而国外中药材相对欠缺，大部分需要从中国进口，导致中药成本显著提高，而且经过长距离的运输，药材的质量无法保证，从而影响临床药效。基于此，能否在各种利好的推动下，中医带动中药，将中药传播出去，促进海外种植，降低医药成本，提高中医药在海外的受欢迎度，也是倍受考验。

尽管如此，中药材的道地性依然很重要，道地药材量大质优，受群众青睐度高。随着中医药的发展，全国中药材种植面积大幅度增长，道地药材产区规模不断扩大；与此同时，海外种植中药材存在气候、环境、地理条件的差异，因此在国家提倡道地药材传承性的同时，如何将中药海外种植与之有机结合起来，让海外种植的中药材兼有道地药材的质量和疗效，切实做好中医药的传承创新发展成为非常重要的问题。本文从中药海外种植和道地药材传承性出发，辨证分析，用“互联网＋”模式将两者联系起来，共同发展。

一、中药海外种植对中医药发展的影响

中药与中医联系密切，如今中医阴阳五行、辨证论治的思想逐步传播到海外，凭

借探索方法与解释依据的独特性逐渐形成一批原创性的医学发现和医学发明，如藏象、经络、针灸、气功等理论和医疗技术，具有西医无可比拟的优势，进而带动中药的发展。中药的发展除了临床药效为人所知，还有其炮制、配伍等方面，这些均建立在药材丰富的基础之上，而推广中药海外种植便是一条行之有效的途径。中药海外种植对中医药的发展主要有以下两点影响。

(一) 降低药材成本，增强竞争力

海外医疗出现从以西医为主到如今中西医并重甚至是偏向中医，有些患者原本西医治疗即可，但却因为西药的众多副作用转而去吃中药；有些患者不单单为了治疗身体某一部位的症状，偏向中医的整体施治，也会改为去吃中药。除此之外，我国推行的“康养结合”体系，鼓励有条件的医疗机构采取远程医疗、委托管理、健康咨询等多种形式，以生态环境为依托，以中医药服务为特色，提供多样化医疗、慢性病管理和健康管理服务。我国探索的这种“医养结合”的新路子、新标准在资源高度共享的现代社会也会影响着海外民众树立健康养生的思想观念，这同样需要不同炮制方法、不同用法的中药的调理，在中药材种类和数量上要求更高。

如此一来，中药海外种植的必要性不言而喻，医疗机构可以就地取材，节省了大量运输成本和时间，避免某些中药材因长时间储存导致霉变、虫蛀等问题，保证了临床药效。继而带动的是中药复方成本降低，药材价格稳定，这就显著提高了中药材的市场需求，间接增加中医的问诊量，最终增加中医药在海外的普及率。

(二) 有利于中药全套体系的发展

中医以中医基础理论为基础，运用阴阳五行、藏象等学说全面系统地阐述人体的生理、病理现象；中药则是以性味归经为理论，讲究君臣佐使，这些往往是建立在中药饮片的基础上。饮片则是药材根据中医药理论、中药炮制方法，经过加工炮制后，可直接用于中医临床的中药。因此，中药理论体系包括中药材栽培种植、中药炮制、中药质量控制、中药资源开发与利用、中药鉴定、中药药理等众多方面。发展中药种植，也会间接带动中药炮制等领域的发展，在推广栽培种植技术的同时，能够将中药炮制技术等其他理论和技术体系一并传播出去，提供一条龙服务，延长中药材在海外的产业链。

二、中药海外种植对当地的影响

中药海外种植不仅利于中医药这一传统文化的传播，还为当地带来一些新兴产业或者高附加值的产品，有利于经济的发展，促进社会进步。

（一）增加就业岗位，方便日常生活

中药材种植基地的养护和药材种植过程中的播种、移栽、田间管理、采收等环节，需要大量的人力、物力；后期从加工到中药饮片的销售，其中涉及炮制等多个环节，也会滋生很多中药材加工、制药的配套企业。全套体系的建立及发展可以给海外民众创造多个就业机会，提升当地的经济水平。同时，我国技术人员给予海外种植人员相应的技术指导，可增加国内外中药行业的互联互通，加强双方传统文化交流，扩大贸易往来。除了大规模的种植中药外，一些热爱中医的百姓也可尝试种植一些炮制方法简单、治疗常见疾病有效的或者药食同源的药材，如根部可缓解疼痛和炎症的白芷，有抗菌作用的紫菀，治疗胃病的薄荷以及治疗心血管疾病的丹参，抑或是大枣、三七、山药等药食两用的药材，从而对日常生活中的常见病进行简单治疗。

（二）借鉴中国模式，促进第三产业转型升级

中药海外种植业可借鉴中国兴起的中医药与生态旅游相结合的模式。我国在重视中药材资源的保护和开发的同时，积极将中医药和生态旅游相融合，促进中医药产业的转型升级。在适宜的地方种植中药材，不仅可以保护中草药资源，也能起到观赏作用，让人们在休闲时识中药、辨中药，感受中医药文化的博大精深，传承中医药文化。这种发展模式值得海外相关机构及中医药爱好者借鉴，在传播中医药文化理论的同时，促进中药种植产业变特色产业，促进中药种植产业与第三产业融合发展，促进其转型升级，增加经济附加值，带动当地发展[1]。

三、中华道地药材传承性沿革

道地药材，是指一定的药用品种在特定环境和气候等诸因素的综合作用下，所形成的产地适宜、品种优良、产量高、炮制考究、疗效突出、带有地域性特点的药材。它是一个约定俗成的、古代药物标准化的概念，它以固定产地生产、加工或销售来控制药材质量，是对药用植物资源疗效的认知和评价。比如“浙八味”“四大怀药”等均是闻名遐迩的道地药材。《神农本草经》中某些药材被冠以地名，如阿胶，“阿”指现在的山东省东阿县；巴豆，“巴”则指巴蜀地区，今四川省，说明了药材与产地的密切关系，这就是道地药材的雏形[2]。经过几千年的发展，道地药材经历了产区的多次变迁与沿革，规模不断扩大，但大都建立在某些自然和人文因素的基础上，自然因素包括地形、气候、种质资源等，人文因素包括采收、生产加工、质量标准等，随着历代产区的变迁,这些因素逐渐改变。

历史中,随着疆域的不断扩大,先前评定的外来物种变为道地药材;由于战争等原因,种植基地变迁;资源的过度利用也会导致道地药材的产区缩小甚至易地;还有一些从海外引入的物种,如中药材木香,原产于印度地区,因从我国广东地区引进,故名"广木香",后云南地区开始引种,史称"云木香"。

如今,随着药材质量问题越来越多,出现了好多"药材好,药才好"甚至"方灵药不灵"的说法,这最关键的就是中药材的质量要求,中药道地性研究随之出现,也是药材质量研究的关键。于是中药道地性沿革从最初粗略的量大质优向现在活性成分及微量元素方面的优势发展,逐渐走向中医药现代化。

四、基于"互联网+"模式下两者的有机结合

在我国的各大道地药材产区,中药材合作社及饮片厂遍布各地,形成一张对道地药材栽培种植、采收加工、炮制等全方位运营的庞大产业网和针对道地药材上中下游完整的产业链,发展已经十分成熟。面对海外中药种植经验缺乏、技术人员相对较少的状况,笔者思考,能否将国内道地药材产区成熟的发展模式和国外的中药种植有机融合起来,共同发展。

由于近年来网络的快速发展,各种资源高度共享,"互联网+"应运而生,成为各行业相互联系的重要桥梁。"互联网+"即"互联网+各个传统行业",利用信息通信技术和互联网平台,使互联网与传统行业深度融合,创造新的发展生态[3]。在中医药领域,"互联网+中医"诞生了移动医疗、智慧医疗、中医远程医疗的新模式;"互联网+道地药材"将中药材种植、初加工、仓储、溯源、检验检测以及贸易等环节紧密联系起来,形成产业闭环,有效提高中药材行业管理水平和药材质量,促进了药材产区经济的发展[4];"互联网+医疗健康"破解了百姓看病难的问题,这些"互联网+"模式百花齐放,让传统中医药满足社会需求的同时生长出更具生命力的内容。

由此,"互联网+"模式能否将道地药材产区与海外种植联系起来值得研究。道地药材除了药材量大质优之外,还有适合药材生长的明显的地理条件、气候因子、生态因子等特性,这些可以通过互联网相关系统进行测量,在海外寻找与此特性相似的地域进行中药种植,或者道地产区的合作社等机构与海外中药种植基地合作,利用产区丰富的种质资源,联合开发选育出适合海外不同气候不同地域生长种植的药材品种,以克服海外种植地理条件、气候等方面的缺陷,加之合作社丰富的种植经验、先进

系统的加工技术等均可以向海外传播，一方面拓宽了海外种植户汲取经验的通道，另一方面将我国成熟的中药栽培种植、生产加工经验分享出去，让中药在海外开出致富花。

据历史记载，“一带一路”沿线许多国家和地区都有种植中草药的历史，相关经验丰富，因此，利用“互联网+”模式将国内和国外的药材种植经验进行交流，加上部分沿线国家和地区的土壤、气候及环境因素相对优越，具有理论可行性，中药海外种植具有良好前景。但中药在海外不是盲目种植，而是需要因地制宜，对当地的土壤、气候及其他必须准备的环境条件做好详细的调查研究，就种植中药材的种类、数量做好具体规划，及时进行田间管理作业，才能种出质量保证的有机中药材，实现中药海外本土化种植。

参考文献

[1] 胡蝶,李毅,何芳,等.武汉城市圈中药种植产业与生态旅游融合发展研究[J].现代商贸工业,2019,40(25):9-10.

[2] 彭华胜,郝近大,黄璐琦.道地药材形成要素的沿革与变迁[J].中药材,2015,38(8):1750-1755.

[3] 贾瑞婷,卞跃峰,宋欣阳,等."互联网+中医"发展现状及应用[J].中华中医药杂志,2018,33(9):3852-3855.

[4] 赵文娟."互联网+道地药材"供应链创新模式探索[J].中国食品药品监管,2019(3):48-52.

中药种植治理荒漠化的现状分析与对策研究

史悦含　王俞茜　欧阳倩兮　黄祎晨　宋欣阳

据联合国环境规划署评估，全世界现有超过100个国家和地区、超过十亿人面临着土地荒漠化带来的生存危机。全球变暖导致的降雨量减少使得荒漠化面积平均每年增加60 000平方千米。目前，这已不仅仅是一个重要的生态问题，它同时也严重阻碍了沙区人民生活质量的提高和整个社会的发展进步。中国也是世界上较为严重的沙化地区之一，2021年国家中医药管理局所印发的《推进中医药高质量融入共建"一带一路"发展规划》是在这一背景下的指导性文件。其支持中医药龙头企业、推动中医药企业入驻中外产业园，鼓励这些企业与共建"一带一路"国家开展合作。在打造全球知名企业和全球品牌的同时，发挥中药种植在荒漠化治理中的作用。2022年国家林业和草原局发布《全国沙产业发展指南》，指明大力发展甘草、肉苁蓉、锁阳等特色中药种植与加工业，建设国家沙漠公园，推动沙区中医药现代化、产业化的沙产业发展道路。通过对中国西北部荒漠化治理的实地调查，笔者发现一些存在于中药荒漠种植的问题，同时也进一步认识了中药种植治沙的优越性。本文拟分析中药种植治理荒漠化现状及主要存在的问题，并在此基础上探究未来中药种植治理荒漠化策略。

一、中药种植治理荒漠化的现状分析

一直以来，荒漠化是我国土地的"顽疾"。2015年第5次沙化调查表明，我国目前的荒漠化土地面积为276.66万平方千米，约占全国国土总面积的27.20%，其中沙化面积高达182.32万平方千米，约占国土总面积的17.93%[1]。一直以来，荒漠化的防治都广受热议。在荒漠化治理中，通过中药种植达到社会效益、生态效益、经济效益三者的有机统一，对荒漠化地区的发展具有重要价值。

(一) 服务国家战略

1. *国家鼓励中草药种植参与荒漠化治理* 2000年国务院发布的《关于禁止采集和销售发菜制止滥挖甘草和麻黄草有关问题的通知》就提出了把人工种植甘草和麻黄草纳入防沙治沙基地建设规划;2015年发布的《中药材保护和发展规划》鼓励野生抚育和利用荒地沙漠建设中药种植养殖生态基地,以保障中成药大品种和中药饮片的原料供应。在新疆、宁夏、内蒙古鄂尔多斯以及甘肃的河西走廊等地,通过三十余年的理论探索与实践,现已形成农民参与、龙头企业带动、技术培训、基地建设、品牌创建和营销一体化的发展模式[2]。通过中药沙产业的理论研究和实务工业的发展,可以有效地解决我国治沙基金短缺的问题,并加速沙化土地的治理,还可以使荒漠化地区的光热资源得到有效的开发。

2. *契合我国碳达峰碳中和战略* 荒漠化地区的光热资源丰富,享有"东北参,子洲芪"美誉的子洲黄芪和品质优良、产量出众的肉苁蓉都更宜生长在光照资源丰富、气候干旱的荒漠化地区。在荒漠种植中药不仅能提高产量品质,而且有助于推进中药生产模式转变,由生产型向生产、生态和文化等复合功能转变,从根本上实现中药材低碳生产,符合碳达峰与碳中和的协调平衡发展[3]。

3. *依托"一带一路"拥有推广价值* 《关于新时代推进西部大开发形成新格局的指导意见》指出,要加快建设"美丽西部",加快"西部大开发",并作为"三大战略"之一。其中特别提到了在边界区域的生态环境保护方面的合作[4]。中国目前已是中哈阿克套能源资源深加工园区、华信中俄现代农业产业合作区、巴基斯坦瓜达尔能源化工园区等多个行业的领军力量[5]。加纳外长在"一带一路"框架内提出了"库布其模型"的建议。中阿关于科技创新交流会议的召开,将为中国中药材生产技术逐步出口到中东和阿拉伯国家打下基础[6]。中药种植治沙有望依托"一带一路"创造"新道地药材",带动更多国家在增长国家实力与物质财富的同时提升环境质量,为构建人类绿色命运共同体做出贡献。

(二) 拥有生态价值

1. *中药资源丰富,保护环境* 依托光热资源丰富的优势,种植的沙生药材群落密集、种群优势突出。以甘草为例,通过对热量、地理、光照、降水、风力等因子的计算,发现不同地理环境因素对甘草的生长有不同影响。比照不同地理环境条件下的甘草生长发育,研究发现甘草适宜生长于高热量条件,低纬度、高海拔,长日照时数,年总太阳辐射强度大,降水和大风日数适宜等特征的地区[7]。因此,甘草主要分布在新疆、甘肃、内蒙古和宁夏回族自治区,又以内蒙古的甘草质量最优[8]。另外,研究表明，子洲黄芪最适应生长在气候干燥、光照充足的黄土性土壤中。市场上最为常见的两种肉苁蓉也是生长在荒漠化地区：荒漠肉苁蓉主要分布在内蒙古阿拉善盟，而管花肉苁蓉主要分布在新疆南疆塔里木盆地的塔克拉玛干沙漠边缘县市[9]。以甘草、黄芪、肉苁蓉为代表的沙地药材，无一例外在沙漠中生长更佳。

2. 生态保护价值　沙生植物主要有梭梭、甘草、肉苁蓉、白刺、锁阳、苦豆子、柠条等。梭梭、白刺、柠条都是优良的防沙固沙乔木，它们可以显著地减少沙化和风蚀、降低风沙灾害、缩小沙化面积，在提高沙地植被覆盖率、提高沙区民生等方面意义重大。恩格贝沙漠生态示范区已建成一批特色生物大规模培育示范基地，并在鄂尔多斯进行了环境恢复的植物选育和快速培育，覆盖率达70%以上[10]。

（三）拥有经济价值

1. 促进产业交融，推动精准扶贫　中药种植治沙通过种植中药材并对中药材二次加工促进了产业交融与精准扶贫。中药种植治沙现已在中国西北部地区有了许多促进产业融合、推动乡村振兴的成功案例，甘肃徽县推广多元化栽培模式推动中药材产业发展，甘肃定西市推进中药材产业与区域经济协调发展，宁夏建立面积稳定、产量稳定、质量稳定的8大产业基地，“中药种植＋旅游＋餐饮”的新模式在甘肃和政县卜家庄乡前坪村正式启动，为和政县的乡村振兴提供了有力的支持。同时，一些产业融合的企业也已经步入发展的轨道。库布齐沙漠已恢复6 253平方千米，根据联合国环境署编制的《中国库布其生态财富评估报告》，其实现了102 000名农民的增收，它为我国经济发展创造了超过500亿元的生态效益。以内蒙古亿利甘草有限公司下的甘草种植基地为例，在库布其治沙中，亿利公司与农牧民签约，实行“公司＋基地＋农户”的经营模式：公司负责技术服务、种苗供应、订单收购“三到户”。由农牧民负责管理和种植，三年后，亿利公司收购并进行甘草片、甘草良咽、甘草新苷等高科技产品的生产。这一举措推动甘草沙产业发展与产业整合，同时也促进了贫困人口脱贫。

2. 提升沙地药材产量与质量　中药种植治沙产业为荒漠化地区带来巨大的经济价值。目前以肉苁蓉为例，按照规范种植，每亩沙漠可种植梭梭（肉苁蓉寄生在梭梭根部）220株。自第三年始，通过人工接种，每年可生产200千克鲜品肉苁蓉，市场价为30元/千克，亩收益将达6 000元，而且可连续收10～12年。在收入方面，每亩沙漠肉苁蓉要高于三亩耕地。阿拉善盟2016年拥有天然生态梭梭林1 450万亩，适宜种植肉苁蓉。其中，肉苁蓉种植面积达到50.6万亩，年生产肉苁蓉1 000多吨，肉苁蓉产量占全国总产量的90%以上。故沙漠中药材的种植可以实现农民增收、产业增效。

3. 绿色生态经济价值　“绿色”从生态经济的层面可被定义为“3R”原则：节约、

回用与循环[11]。中药种植治沙符合"3R"原则,拥有绿色价值。从节约层面来考虑,每亩肉苁蓉的用水量仅仅为小麦的十分之一,可节约水资源。枸杞是一年种植多年受益的中药材之一,前三年每亩栽植266株第二年可采果,采果两年后可移植133株,一亩枸杞苗可变成二亩,可以节约培育幼苗的成本。从回用层面考虑,中药材产出以后可以进行二次加工提升产值。以内蒙古天衡制药有限公司为例,其集蒙中药材的种植、加工、销售为一体,是一家以打造绿色、有机、高端蒙中药材为主的企业,近年来更是提出仿野生种植来提高中药的质量。从循环层面考虑,中药材的非药用部位可以进行回收利用。南京中医药大学段金廒研究小组挖掘中药非药用部位、废弃物和副产品的"新财富",资源产品包括新医药、生物乙醇、保健产品、纤维素酶、低聚糖、新资源药材、生物炭、炭基复合肥料八大类30余种资源产品,在中药农业和中药工业领域得到了广泛的应用,取得了巨大的生态效益[12]。

二、中药种植治理荒漠化存在的问题

(一) 生产环节零散

荒漠中的中药种植目前主要以农户为主,在本团队调研过程中发现很多农户思想观念落后,种植规模分散。碎片化种植使得农户种植中药成本增加、利润减少,这种高成本低收益的模式打击了农户种植中药的积极性,导致中药种植治沙产业无法形成规模经济。同时因技术标准体系不完善,许多农民在种植中药的过程中缺乏技术指导,仍以传统方式种植,使得土地和中药不能最大限度地呈现其潜力。在中药田间管理和销售方面,散户种植由于形成不了统一管理、缺少专业指导,致使产量和质量不同程度受损,使得中药材的销售渠道狭窄且利润低。

(二) 贸易环节不完善

1. 品牌意识薄弱 利用品牌效应可以迅速打开市场[12]。陇西县是中国黄芪之乡,近年来,陇西县以打造"中国药都"核心区为目标,利用品牌效应打开市场,2020年全县中医药产业总产值达到205亿元,成为富民强县的首位产业。打造品牌,对推动中药种植治沙意义重大,但目前中药种植治沙产业所在地区缺乏对品牌的重视,许多产品没有注册商标,在包装上也存在问题,散装或不带包装的直接销售,很难形成品牌影响。

2. 产业融合不足 当前沙产业融合处于初级发展阶段,融合程度不深和发展模式单一是现阶段的主要问题[13]。当前中药治沙产业与其他产业关联度不是很高,且

将传统的沙产业功能与现代要素的运用分割开来，产品单一，服务缺乏新意，拉动二次消费的能力较弱。虽然进行了探索，但没有积极地立足于地区产业优势进行深度融合，在文旅、养生、餐饮、光伏等方面缺少由产业融合而形成的特色产品，因此中药种植治沙产业的潜力还有待深入挖掘。

3. **贸易壁垒** 美国、欧盟等发达国家对中药的进口设定了严格的标准，从而形成对中药的贸易壁垒。英国、荷兰、比利时等国家将植物药只作为食品补充剂，西班牙等国完全不予承认植物药[14]。在很多国家，对进口的植物药品都有严格的针对重金属、农药、微生物和放射物的检验，以韩国为例，其发布的《生药等残留污染物质标准和实验方法》规定了对多达3 000多种中草药和制剂的限量标准，日本实施了《汉方及生药制剂农药残留质量的行业标准》，对制剂的农药残留量提出了严格的标准要求，限制了734种农业化学品的含量，对我国中药产品的出口造成一定冲击[15]。这些制度增加了安全性保障的同时也为中药种植治沙产业在贸易上带来了挑战。

4. **宣传不够** 国内目前对中药种植治沙产业的推广力度还不够，其很少出现在公众视野，特别是广播、电视、微博、微电影制作等多媒体渠道缺少相关宣传，同时也没有将相关法律法规进行完善。目前在国际上几乎也没有具体成功落成的中药种植治沙产业实例。

（三）科研环节缺乏专业性

1. **缺乏有较高科研实力的科研院所** 中药种植治沙产业所在区域大都缺少具有高科技水平的研究机构，科研力量较为薄弱，而且我国目前还没有建立起适合我国国情的中药种植、生产和应用的科学研究制度，很难形成一个良好的以科技为主导的发展环境[16]。受科研力量限制，中药良种选育和新产品研发很难取得较大进展，阻碍了中药种植治沙产业的发展。

2. **缺乏专业技术人才** 发展中药种植治沙产业需要一大批高级复合型人才。他们不仅需要掌握中药专业知识与技术，也需要具备国际市场开拓能力。中药种植需要标准化、现代化质量管理等重要环节，许多中药基地由于缺少专门的技术人员，无法按照既定的目标进行种植。随着中药产业的国际化和中国GAP标准的推行[17]，我国急需一批具有中药知识和国际市场开发能力的中药材专家。引进优秀的中医人才，培养具有国际化水平的中医人才，是推动我国中医药事业发展的重要环节。但由于地理位置、经济发展水平以及中药生产企业自身因素的影响，中药种植治沙专业技术人员的数量十分有限。

3. **科研资金使用不畅** 实现沙产业“多用光，少用水，新技术，高效”的中心目标需要背后的科研团队与时俱进的创新。然而,当前我国中药种植治沙产业面临着资金使用困难、科技含量低、创新力度低等问题。这可能是由于当地政府将沙地工业发展、技术研究与推广等方面的经费都寄托在国家的支持上,扩大治沙的资金来源比较困难、积极性低、投资机制单一、科技水平低[18]。

三、对策与建议

(一)确立中药治沙的概念与模式,写入相关政策文件

国家中医药管理局"一带一路"小组办公室印发的《推进中医药高质量融入共建"一带一路"发展规划(2021—2025年)》,正式启动了中药材海外栽培方案,通过与"一带一路"国家进行合作,选择有经济价值的中药材如肉苁蓉、锁阳等进行种植,并对当地传统药材的种植提出标准化管理,充分发挥中药材在荒漠化防治中的作用,推动紧缺中药材进口,促进当地经济社会发展。这一政策文件的发布毫无疑问成为了中药种植治沙产业的发展标杆,对中药种植治沙模式的推广起着至关重要的作用。在生态沙产业发展规划的引领下,为了鼓励牧民积极发展生态沙产业,阿拉善盟出台鼓励农牧民种植梭梭林和发展沙产业优惠政策,并建立科技特派员制度,实行沙产业片负责制。通过政策扶持,启动了梭梭肉苁蓉、白刺锁阳、黑果枸杞三个"百万亩"林沙产业基地建设,阿拉善盟也被中国野生植物保护协会授予"中国肉苁蓉之乡"称号。所以政策文件的印发是解决中药种植治沙产业发展问题的关键所在,需要国家各个部门的支持,中药种植才能为中国乃至世界贡献治沙力量。

(二)强化政企农三者的利益联系

要突破传统的"零散"种植模式,必须建立起规模效益,地方政府要发挥农民与中草药加工企业的桥梁作用,实现双赢。通过与当地的制药厂签合同,由他们负责购买农民的中草药,解决了散植农户的销售难题,为人民解除后顾之忧[19]。同时政府要开办中药种植、销售以及加工的相关培训班,邀请专业人士对种植农户进行培训,减少农户种植的盲目性和不规范性。加大科研投入,为农户提供优质药苗,增加当地中药材的种植面积,最终形成规模经济。政府应当发挥宏观调控的职能,服务中药材产业更好、更快地发展,响应国家乡村振兴战略,实现"两不愁三保障"。

(三)鼓励产业的融合

"十四五"期间,我国的经济正在由高速发展向高质量发展转变。在高质量发展的同时,一二三产业的划分也会变得更加困难,各个行业之间势必会实现高度的融

合。为了推动甘肃省中医药产业发展，地方政府制定了《甘肃省中医中药产业发展专项行动计划》，再次强调了中医药产业事业融合发展的重要性和具体要求[20]。产业融合不仅适用于甘肃，同样也是其他地区沙产业发展的良好选择。例如沙漠所在的区域大多是中国的西北，有着其独特的地理条件与自然景观，其旅游文化产业必然会成为这些地区发展的一大亮点，而中药种植治沙产业所开辟出来的绿洲更是沙漠中最耀眼的风景线。所以在国家文化旅游部的支持下，中药种植治沙产业与旅游业的结合一定会创造出更多的经济价值。

除了旅游业，如果能让加工业的上游阶段与沙产业种植的下游阶段进行融合，从而实现一个新价值链的生成，同样可以极大提高产品的附加值。同时还可以支持道地药材在当地完成从药材到中药饮片、颗粒剂、注射液、保健营养品等的转化，由此提高自然资源附加值。内蒙古曼德拉沙实业发展有限公司可作为发展范例，其经过不断摸索深化，开发了一条将肉苁蓉生产、种植、加工、销售融合在一起的全新产业链。除此之外，也可以将原本属于高新科技的产业链延伸到沙产业，形成新的产业系统，比较经典的有亿利集团所创建的沙漠光伏生态科技园，展示了“板上发电，板下种植，板间养殖，治沙改土，产业扶贫，生态旅游，互联网植树”的全新多种层次产业融合系统[18]。

（四）促进中医药文化传播，实现“以医带药”

由于我国传统医药的国际化标准体系不健全，中医药国际化、现代化的步伐十分缓慢。在“一带一路”倡议框架内，应充分开展中医药科技合作、大力弘扬中医药文化，向国外民众展示“绿色中药”等观念，通过“以医带药”的方式打破贸易壁垒，推动中药出口[21]。

（五）加强国际合作，推广技术成熟的项目

“一带一路”沿线许多国家都面临荒漠化日益严重的共同难题，在和我国沙漠同一纬度的地区，中药种植治沙模式具有可复制性。在习近平总书记提出的地球村思想引领下，加强国际合作、共同致力于荒漠化的治理，一定是沙漠治沙的不二法门[19]。同时，包括肉苁蓉种植、黄芪种植在内的技术成熟项目可以在国外进行试点种植，派遣技术人才将我国的中药种植治沙理念与技术扎根在更多国家的土壤上，毫无疑问将是我国对世界的巨大贡献。通过国际合作和项目试点，中药种植治沙产业的发展会更加畅通无阻。同时，我们也要积极响应“一带一路”倡议，加强中药的研究开发、提升中药的品质、规范中药种植产出、实现与世界接轨，并积极参加国际标准的制订，掌握竞争优势[22]。

四、展望

中药种植治沙是我国独有的良好治沙模式，现已在我国西北部地区有了许多成功案例，同时具有经济可持续性及可复制性，是我国贡献给世界的治沙方案。如果这种模式能在“一带一路”沿线国家试点成功，那么甚至可以称为我国“第五大发明”。作为中医药传承人，我们有义务也有能力将中药种植治沙产业发展得更加完善。同时，也期望这种治沙方式能够成为防治荒漠化的一大利器，向“一带一路”土地沙漠化管理提供新思路，让世界看到来自东方的中国智慧。

参考文献

[1] 周颖,杨秀春,金云翔,等.中国北方沙漠化治理模式分类[J].中国沙漠,2020,40(3):106-114.

[2] 于海涛,刘彩霞,刘源,等.鄂尔多斯市林沙产业现状与发展对策[J].内蒙古林业,2008(11):6-7.

[3] 郭兰萍,蒋靖怡,张小波,等.中药生态农业服务碳达峰和碳中和的贡献及策略[J].中国中药杂志,2022(1):1-6.

[4] 尤源,赵浩,周娜,等.中国荒漠化防治国际合作历程与展望[J].世界林业研究,2021,34(04):72-76.

[5] 杨莉."一带一路"视角下我国境外园区建设的发展分析[J].海外投资与出口信贷,2018(2):16-19.

[6] 赵军,杨广源,师建平."一带一路"沿线中药材特色种植产业成为荒漠化治理新利器[J].中医药管理杂志,2020(02):17-19.

[7] 卢颖,刘仁权,王文全,等.应用因子分析探讨影响甘草地理分布的环境因素[J].中草药,2011,42(9):1822-1827.

[8] 曲雪洁,王晨,刘长利.近十年甘草栽培研究进展[J].天津中医药大学学报,2021,40(1):5-14.

[9] 范敬龙,李丙文,徐新文,等.基于植物防沙工程的沙产业技术进展——以肉苁蓉种植产业为例[J].中国科学院院刊,2020,35(6):717-723.

[10] 何攀.子洲县黄芪产业发展思考[J].杨凌职业技术学院学报,2021,20(2):33-36.

[11] 万伦来,黄志斌.绿色技术创新:推动我国经济可持续发展的有效途径[J].生态经济,2004(6):29-31.

[12] 段金廒,郭盛,唐志书,等.中药资源循环利用模式构建及产业化示范[J].江苏中医药,2019,51(3):1-5.

[13] 韩松现.农业经济背景下中药材产业化发展的问题和措施探讨[J].山西农经,2021(15):162-163.

[14] 吴莞生.中药国际化机遇与挑战[J].合作经济与科技,2015(11):83-84.

[15] 赵军,杨广源,师建平."一带一路"沿线中药材特色种植产业成为荒漠化治理新利器[J].中医药管理杂志,2020(2):17-19.

[16] 李羽涵."一带一路"战略背景下甘肃中药出口贸易发展对策研究[D].兰州:兰州大学,2019.

[17] 张志励,张勋.打造宁夏道地中药材区域品牌全面提升中药材产业竞争能力[J].光明中医,2020,35(17):2778-2782.

[18] 刘璐,钱福檬,钱贵霞.沙产业融合发展模式[J].中国沙漠,2020(3):67-76.

[19] 舒燕.我国面向"一带一路"沿线国家中药出口贸易格局的演变和影响因素研究[J].中国卫生经济,2021(11):68-72.

[20] 胡江云.中药在国际市场处于不利局面[N].中国经济时报,2014-08-15(005).

[21] 姜振俊,张红梅,于志斌,等.中国中药材出口面对的国际市场标准[J].中国现代中药,2018,20(02):217-223,238.

[22] 凡燕梅.乡村振兴背景下亳州中药材产业可持续发展研究[J].现代商贸工业,2020(29):4-6.

中东欧国家中西医合作、中草药种植的现状及对策研究

高欣桐　刘　祎　宋欣阳

中东欧16国是亚欧交流合作的纽带,也是"一带一路"倡议融入欧洲经济圈的重要"接口"。2019年4月12日,李克强总理在第八次中国—中东欧国家领导人会晤上指出:"要发挥好'16+1'文化合作协调中心作用,促进文明对话和民心相通。要用好既有合作平台,扩大双方在地方、旅游、卫生、体育、智库等领域交流合作。"目前,中东欧"16+1"合作已在科研、医疗、教育等领域初步形成了多层次的中西医国际交流合作格局,中草药在中东欧种植不仅是促进中国与中东欧国家贸易往来的推动剂,也是反哺中国中草药市场供应不足的创新模式。但是中医药在中东欧发展仍存在不少困难和问题,本文通过对中东欧国家中西医合作、中草药种植现状的分析,梳理了9个主要问题,并提出"二引入""三促进""四加强"的对策建议。

一、中东欧中西医合作现状

(一) 中西医科研合作

目前,中东欧中西医科研合作形式主要表现为三方面:一是联合研究,建立中医药研究中心,开展中医药研究工作,包括临床研究和药物研发;二是学术交流,举办国际学术会议和论坛;三是平台建设,内容包括构建新型国际中药材产学研合作交流平台(表5-1)。

(二) 中西医医疗合作

2015年6月,中东欧第一家中医药中心首先在捷克落成。之后,匈牙利、黑山、波兰、罗马尼亚等国亦先后建立中医药中心,开展医疗合作。其他医疗合作形式包括医院企业合作建立中医治疗中心。如同仁堂已在黑山设立了黑山中国中医院中医药发展中心,旨在促进中西医合作治疗等关键领域的医疗发展[1];以私立医院为媒介的中

医药从业人员赴境外执业，如太原侯丽萍风湿骨病中医医院的中医师到克罗地亚大型公立医院里耶卡大学附属奥帕提亚医院坐诊等(表5-2)。

表5-1 中东欧中西医科研合作概况

时间	国家	形式	简介
2013.10	拉脱维亚	学术交流	由世界中医药学会联合会主办、空达维尔研究院承办的“世界中联波罗的海中医药合作与发展拉脱维亚学术会议”于拉脱维亚首府里加成功举办
2016.7	波兰	联合研究	由中国中药协会、波兰弗罗茨瓦夫医科大学和弗罗茨瓦夫商会联合举办的首届中波中医学论坛在波兰举行，双方决定在弗罗茨瓦夫建立中医药研究中心，从事中医药联合研究和宣传推广工作，专注于中西医结合抗肿瘤研究
2017.7	马其顿	学术交流	戈察·戴尔切夫大学举行国际中医药论坛，驻马其顿大使殷立贤应邀赴马其顿斯蒂普市出席
2017.9	匈牙利	联合研究	华北理工大学与东方国药集团、佩奇大学联合开发的治疗2型糖尿病及血管并发症的中药产品，获匈牙利药监局功能性食品生产销售许可证，部分产品已经在匈牙利上市销售
2018.5	立陶宛	平台建设	安徽亳州市政府与维尔纽斯大学就构建国际中药材产学研合作交流平台、对中东欧国家中药材国际标准的制定和在立陶宛落地首个中国中医药文化传播中心达成了战略性的合作意向
2018.6	拉脱维亚	联合研究	中宏泰达(北京)环保生物科技有限公司就生物医药科技领域与拉脱维亚国家医药研发机构在北京共同投资设立国际植物干细胞实验室项目达成合作共识
2018.6	匈牙利	学术交流	“第二届中东欧中医国际论坛”在布达佩斯赛梅尔维斯大学健康学院举行

表5-2 中东欧中西医医疗合作概况

时间	国家	内容	简介
1991	保加利亚	中国中医治疗中心	天津中医学院与保加利亚“巴尔干叉车公司”在索非亚合作创办了“中国中医治疗中心”
2014.11	波黑	中医药合作	中国中医科学院西苑医院与波黑创伤管理协会签署《合作谅解备忘录》，双方将开展中医药方面的合作
2015.3	克罗地亚	签订引进中医药合作协议	克罗地亚国会女议员、里耶卡大学医学院附属医院董事会主席罗马妮娅(Romana Jerkovi)访问山西并签订了中医药引进欧洲康复旅游胜地的合作协议：太原侯丽萍风湿骨病中医医院将派中医师在克罗地亚大型公立医院里耶卡大学附属奥帕提亚医院开诊

续 表

时 间	国 家	内 容	简 介
2015.4	斯洛伐克	中医师认证和标准化	世界中医药学会联合会李振吉秘书长会见斯洛伐克“中国梦项目”负责人欧夏克(Anton Ovsak),双方就中医师的认证和标准化方面合作展开了探讨
2017.6	黑山	中医药中心	成都中医药大学附属医院与黑山卫生部进行中医药合作,成立“中国—黑山中医药中心”
2016.7	匈牙利	中医药中心	甘肃省卫生和计划生育委员会和匈牙利东方国药集团联合组建的匈牙利岐黄中医药中心成立
2017.11	罗马尼亚	中医药中心	“浙江中医药大学罗马尼亚中医中心”在罗马尼亚 Vasile Goldis 西方大学揭牌
2018.3	罗马尼亚	中医诊疗中心	陕西中医药大学罗马尼亚锡比乌中医诊疗中心成立
2018.5	波兰	中医药中心	山东中医药大学“中国—波兰中医药中心”获国家中医药管理局批准建立,纳入 2018 年度中医药国际合作专项项目清单,于同年 12 月 27 日完成验收
2019.3	匈牙利	中医药中心	由黑龙江中医药大学承担的中国—中东欧中医药中心(匈牙利)获得中医药国际合作专项立项

(三) 中西医教育合作

中东欧国家与中国在中医药教育方面人员互访的批次和规模日益扩大,层次逐步提升:从最初的单向交流逐步实现双向交流;中医药教育从最初的短期进修、培训,发展到中医药高学历教育交流合作,如在当地医学院校开设中医药课程,将中医教育纳入高等教育体系,为当地学院开展培训,共同举办中医讲座等教育合作系列项目[2](表 5 - 3)。

表 5 - 3 中东欧中西医教育合作概况

时 间	国 家	内 容	简 介
1960—1990	捷克	中医药课程	中医药在 20 世纪 60 年代进入捷克,部分捷克医学院校开设有中医药课程
2009	匈牙利	纳入高等教育体系	经匈牙利教育部批准,两国高校合作办学,中医教育被纳入匈牙利高等教育体系
2013	斯洛伐克	短期培训	南京中医药大学为斯洛伐克短期培训 22 名学员
2017.6	匈牙利	教育合作系列活动	中匈中医药教育合作系列活动举办,“中国—中东欧中医药中心(匈牙利)”新教学楼奠基

续 表

时间	国家	内容	简介
2017.11	保加利亚	针灸培训授课	应保加利亚针灸协会主席 Emil Iliev 邀请，上海中医药大学三位教授出访保加利亚开展培训授课，保加利亚西医医生 80 余人参加培训
2018.4	波黑	中医讲座	天津职业技术师范大学承办由波黑巴尼亚卢卡大学孔子学院携手巴尼亚卢卡大学医学院共同举办的中医讲座——“中医如何防病治病”
2019.7—8	罗马尼亚	暑期交流进修	7 月中旬罗马尼亚 11 名师生到浙江中医药大学进修 1 个月，学习中医、到医院见习，并学习中国传统文化。8 月浙江中医药大学师生团 14 人到罗马尼亚 Vasile Goldis 西方大学进修，为期 1 个月
2019	捷克	中医药培训	在布拉格的中国—捷克中医中心内，针对捷克西医医师协会、针灸专委会会员开展中医知识的培训，每周开展一次讲座教学和中医功法练习，2019 年累计开展中医科普讲座 30 余次。2019 年 5 月 18 日，在布拉格举办“针药结合的思路和实践”培训班，70 人参加

二、中东欧中草药种植现状分析

根据研究将中东欧国家中草药种植分为：载体型、潜力型、薄弱型三类。

（一）载体型

中东欧中草药种植载体型国家，即已经与我国实现部分中药种植合作项目或达成相关合作意向（表 5 - 4）。其中，匈牙利项目发展较为成熟，已有包括黄芪、黄芩在内的近 20 种中药在当地培植成功，有待向当地农业部推广。黑山依托在 2015 年成立的成都中医药大学附属医院黑山分院，由四川省中医药管理局牵头，与中国签署了《中草药种植及加工的合作备忘录》，并已组织人员对当地的土壤气候等进行实地考察。

表 5 - 4　中东欧中草药种植载体型国家

国家	时间	事件	备注
匈牙利	2018.10.15	由华北理工大学和中东欧中医药学会及东方国药集团牵头，“中东欧中药培植与研发基地”揭牌	前期已于 1994 年建成欧洲第一所符合 GMP 欧盟标准的中药厂
	2019.5.9	“中东欧中药培植与研发基地”首次完成了中东欧地区包括黄芪、黄芩在内的近 20 种中药的规范化培植科研工作	

续　表

国　家	时　间	事　件	备　注
黑山	2016.11.10	四川省中医药管理局与黑山尼克希奇市政府签署《中草药种植及加工的合作备忘录》,双方就中草药种植及加工达成初步协议	引导四川省内中药企业积极参与,推动中医药海外服务贸易和经济发展
	2017.2.20	四川省中医药科学院和成都中医药大学分别组成两个研究小组,赴黑山对尼克希奇市当地土壤、气候等种植环境进行实地考察研究,结合试种获取科学数据	为道地药材异地引种提供科学依据
	2017.11.18	第六次中国—中东欧国家领导人会晤,达成《中国—保定瑞福德投资有限公司与黑山尼克希奇"科技城"创新创业中心关于中草药种植及加工项目合作备忘录》	引入商业资本,完善中草药种植前期投资及后续销售渠道
阿尔巴尼亚	2016.9.21	甘肃省卫生计生委、甘肃省中医院与阿尔巴尼亚费里市签署中医药领域合作协议,合作内容包括中医药种植加工和中医药人员、药品、器械在阿尔巴尼亚的准入、注册	中草药种植部分仅在合作内容中有所提及,具体实践措施尚未展开

(二) 潜力型

中东欧中草药种植潜力型国家,即双方虽暂未开展具体中草药种植项目,但相关中医药合作交流基础扎实,或有中药材的进出口贸易活动(表 5－5)。其中,塞尔维亚以与上海药物所的科研合作为平台,在天然植物药研发、种植领域有可观的前景。波兰在中东欧地区属于植物药消费大国,约占欧洲市场的 4%,且中国有从波兰进口中药材的基础,对于开发、种植当地相关药物具有市场价值[3]。

表 5－5　中东欧中草药种植潜力型国家

国　家	合作基础	涉及药材
塞尔维亚	2016 年 12 月 28 日,塞尔维亚科技部部长助理 Nikola Tanic 与上海药物所就在"一带一路"倡议下进一步推动中—塞在药物研发领域的科技合作和交流达成共识,并初步达成共建中—塞联合实验室的意向	侧重于对真菌类药物的开发研究,如塞尔维亚产的红菇等科属真菌的抗感染和抗氧化等活性研究
波兰	有使用草药的传统,目前有约 7 万名补充和替代疗法从业者,是欧洲最大的草本植物生产国之一。2018 年 5 月,中国—波兰中医药中心纳入 2018 年度中医药国际合作专项项目清单	弗朗鼠李皮(粉),为鼠李科植物弗朗鼠李树 *Rhamnus frangula* L.(*Frangula alnus* Miller)的干燥枝皮,出现在我国《儿茶等 43 种进口药材质量标准》名录中,其主要产地为德国、波兰、乌克兰、拉脱维亚,功效为缓泻、促进胃肠蠕动,用于便秘、痢疾、腹胀不适、肛裂出血等。荨麻(*Urtica fissa* E. Pritz),具有解毒、平肝定惊、祛风除湿等作用。波兰的荨麻产量每年约有 1.5 万吨,主要出口国家为德国、法国,用于茶业、制药业、提取生产等

续 表

国　家	合作基础	涉及药材
罗马尼亚	2017 年和 2018 年分别建成“浙江中医药大学罗马尼亚中医中心”和“陕西中医药大学罗马尼亚锡比乌中医诊疗中心”	欧当归(*Levisticum officinale* koch)在我国华北、辽宁也有分布,可活血调经、利尿,主治经闭、痛经、头晕、头痛、肢麻、水肿等。罗马尼亚主要用其叶子作为调料
捷克	1997 年确定的《药用植物名录》规定了 216 种可以用于制药和治疗目的的药用植物	罗勒(*Ocimum basilicum* L.)为药食两用植物,具有消暑、解毒、去痛健胃、通利血脉等功效
克罗地亚 斯洛文尼亚 马其顿	原南斯拉夫国家药用植物资源丰富,民间草药的用药历史悠久,拥有 50 多种可用于治疗感冒、咳嗽、胃痛、尿路不畅和心脏病的茶剂,130 多种配制茶剂的植物药原料	倾向于为之后的科研、提取药品活性种植植物,如大规模种植麦角、洋地黄、颠茄、欧薄荷、薰衣草,重视作物育种
立陶宛	第 22 届波罗的海国际农业与食品业博览会(又称为“立陶宛农业展”)在立陶宛首都维尔纽斯举办,中药材展区作为中国中医药文化“走出去”的一个亮点,广受关注	芸香(*Ruta graveolens* L.)具有清热解毒、凉血散瘀之功效,主治感冒发热、风火牙痛、头痛及跌打扭伤

(三) 薄弱型

这一类型的国家关于植物药立法尚不完善,与中国中医药方面交流较少,或传统医药基础薄弱,大多数具有药用价值的植物在当地仅以香料、化妆品提取原料等方式存在,如波黑国家药典尚未涵盖草药内容,也没有关于草药的国家专著,中医药在波黑近年才有发展,合作处于起步阶段。斯洛伐克、拉脱维亚、爱沙尼亚等虽采用欧盟药典,但药用植物种植资料较少,与中国中医药交流较少,且主要集中在针灸方面。

三、存在问题梳理

(一) 合作载体运行模式不清晰

载体型国家大多前期拥有中医药交流基础或已建立中医药中心等,借此为平台,以扩大产业多样性及增加产业链完整性、满足产业需求为目标,开展中草药引种及种植工作。但目前此模式的应用尚在探索阶段,以完成度最高的匈牙利项目为例,也仅是实现了基地内部分中草药的规范化培植工作,尚未推广到当地农业部门进行大规模引种,具体运行模式尚不清晰。

(二) 引种环境的差异或造成药材的有效成分改变

中草药的使用讲究“道地药材”,道地药材是指经过中医临床长期优选出来的,在特定地域、通过特定生产过程所产的,较其他地区所产的同种药材品质佳、疗效好且具有较高知名度的药材。中草药在中东欧16国的引种，是指在当地适宜中药材生长的地方开辟出一块土地进行中药材种植。随着国际市场对中药材的需求量扩大，以及部分中药资源的枯竭，进行异地引种是势在必行的，但经引种后的药材的有效成分需要重新鉴定，将不可避免地产生道地药材与中药别国引种的悖论。

（三）合作模式较为单一，产业链缺乏创新

中国与中东欧卫生合作形式局限在联合开发、联合培养、联合医疗等传统结合模式，且主要集中在学术交流与医疗方面，总体上看形式依然较为单一。中东欧国家在中药材农业、中医药工业和商业等产业链存在空缺，且存在高校与企业之间的技术研发和研发成果市场化的断层。合作产业链在不断延伸的过程中，传统结合模式难以适应现代发展。

（四）合作媒介较为传统，网络媒介需加强开发

中国与中东欧国家目前主要通过建设实体合作。在地理位置上中国距离中东欧国家较远，合作局限于实体会造成信息闭塞，医疗服务和人才培养的成本较高。在软件设施方面，中东欧由于经济发展水平的限制，整体互联网覆盖率不高。如塞尔维亚的5G覆盖率仅为27.6%；波兰4G/5G信号在城外覆盖率为70%左右。中西医合作网络媒介不够完善，导致“互联网+中医药”模式受到限制。

（五）所在国立法限制

中东欧各国在中医药相关的政策法律方面存在很大差异，相关的政策法律制定方面不够健全，缺乏专业化的监管制度，很难保障中医药的利益，是中西医合作发展的最大阻碍。如中医从业人员在捷克不能独立行医，中医药在波黑近年才有发展等。此外，由于传统中医学在治疗技术层面种类繁多，也为相关法律法规制定、行医资格认定、中医药产品准入制造了障碍。因此法律法规的缺失使中东欧中西医合作发展受到制约。

（六）人才短缺

中西医合作在中东欧国家的顺利开展亟须复合型人才，但中国和中东欧人才培养方式较为单一，由此造成的复合型人才缺乏将为推行中医药新型合作模式造成很大的障碍。如中国的医药企业欲投资中东欧面临着语言沟通不畅的问题；中东欧16国有15种官方语言，中医药专业术语翻译难度很大，导致中医药不容易被理解，且兼顾中医药专业、小语种翻译专业领域的人才稀缺；中药材技术人员只能在培育植物、药物品质及药理研究方面开展工作，后续开发及市场供需之间的衔接缺少专业人员等。诸如此类，限制了中医药在中东欧的发展及中西医的合作。

（七）中东欧经济发展水平限制了产业合作

中东欧国家经济发展水平方面存在巨大的差异性。中东欧国家经历了从中央计划经济向市场经济的转轨，其经济曾受到国际金融危机的严重冲击，一些国家虽然接受了国际金融组织的救助，但财政状况仍不容乐观。中东欧国家经济规模小、消费不足和软硬件基础设施建设水平相对较差等负面因素不适合中国大量投资医疗和进行相关项目融资，因此双方医疗产业项目运行困难程度增加。

（八）对当地疾病谱针对性不够

中国和中东欧国家地处不同地区，疾病谱差异较大。目前，中西医合作及药材种植选择对当地疾病谱的针对性不够，未能够根据中东欧地区多发病研发中药产品，并根据产品所需中药的种类进行大规模中药种植与开发。

（九）缺少药用植物对照药典

中国的中药药典与部分国家已种植的药用植物等具有相通性及互补性，如独活、荨麻等植物在中东欧也有产地，弗朗鼠李皮是原产于中东欧而我国也有使用的中药材。但由于语言等记载方式的不同，以及前期植物种属鉴定等工作的缺乏，导致在选择开展中草药种植的具体药物方面难以着手。

四、对策建议

（一）引入研产结合的载体模式

中东欧地区大部分药用植物的种植是为之后进行的有效成分提取及精加工服务，而非直接作为饮片用途。如克罗地亚等地大规模种植的洋地黄、颠茄等就是作为此种用途。中国在当地的中草药种植应引入研产结合的载体模式，通过推广植物有效成分提取研发与种植产业相结合的载体模式，不仅可以增加植物药产品的附加值，在当地直接创收，也可以吸引相关药企等投入资本，实现灵活周转。

（二）引入产地生态适宜性评价机制

一是通过技术手段，引入药用植物全球产地生态适宜区划信息系统（GMPGIS）等技术模型，为中草药在中东欧的引种栽培、保护抚育及规范化种植提供科学依据。二是要客观化地从性状品质、化学品质、生态三个方面来制定道地药材引种标准。三是道地药材中优势成分的产生都是多个生态因子共同作用的结果，整体动态地明确其关联性有助于完善标准。此外，还需对采集时间、加工及炮制方法进行评价监管，严格杜绝不符合要求的引种中药材进入市场[4]。

（三）促进模式创新

中国与中东欧在中医药领域合作模式的选择需要深入的策略研究，以已有的海外中医药中心为支点，依托“一带一路”及其六条经济走廊，充分利用多（双）边合作机制，在已有的合作平台来挖掘新的合作模式。如产学研一体化模式、中医药健康旅游模式等，在多领域发展中医药服务相关产业，共同推动中西医合作模式的创新。克罗地亚与山西签订了中医药引进欧洲康复旅游胜地的合作协议，为中国与中东欧国家的中医药合作提供了新思路。

（四）促进媒介创新

中医药的国际化路径离不开现代信息技术的应用，结合中东欧合作区域较远、中医药合作领域文化传播等特性，可通过互联网媒介宣传和推介中医药产品与服务。以同仁堂建立的国际中医药“走出去”平台为例，该平台在2017年中期开始尝试以捷克布拉格门店、匈牙利中医药中心为突破口全面覆盖中东欧乃至整个欧洲地区，进而实现以互联网为媒介的全产业链的渗透，虽然目前效果还未完全显现出来，但对未来中国与中东欧地区的合作具有很大的启发。因此，可通过线上和线下相融合的方式建立稳定的新型合作模式，进而实现以互联网为媒介的全产业链的渗透。

（五）促进中医立法

随着中东欧中医药产业和中西医合作的发展，中医立法的进程也在相应加快，这说明中东欧各国已经认识到中医立法能够为与中国的合作带来极大的助推力[5]。一方面，实现中医立法可促进当地中西医合作；另一方面，中西医合作也可推动当地实现中医立法。2015年9月19日，匈牙利中医法案实施细则正式生效，匈牙利成为欧洲第一个实现中医立法的国家。波兰针灸被法律认可，可由国家保险体系或私人保险公司覆盖[6]。

（六）加强人才培养

复合型人才的缺乏是中国与中东欧国家中医药合作模式创新的主要障碍之一。要不断改进和完善人才培养方式，联合校企、校地、校校培养优秀的专业交叉融合人才。对于医疗合作，应重视并加强基础语言尤其是中东欧各国当地语言的学习，还要重视中医西医融合学习。对于中医药健康旅游结合模式，需培养具备在健康产业或旅游产业有较强工作能力的复合型人才。对于中医药合作研发产业，需加强培育衔接开发及市场供需的专业人员。

（七）加强市场培育

中国与中东欧各国的中西医合作形式与主体呈多样化趋势发展，合作的领域也扩大到中医药教育、旅游、养生、科研和专业人才等方面的引进与融合，合作的产业链条也逐步趋于完整，可推动参与国经济发展。针对一些中东欧国家经济规模小、消费不足和软硬件基础设施建设水平相对较差的问题，可根据参与国的国情，充分发挥市场机制作用。如以双方政府立项、制定标书等方式，鼓励当地机构企业积极参与“中医药中心”等重大项目的竞标；拓展社会融资参与，采取股份制管理办法，以“市场思维”来推动中西医合作的发展，探索多方合作的机制，提升中医药海外发展能力和竞争能力。

（八）加强疾病谱研究

根据中东欧国家医疗基础医疗难保证、专科疾病高发病的卫生需求，中医药“简便验廉”的特点和在慢病防治方面独到的长处将成为解决此需求的有益尝试。中国与中东欧合作建立的中药培植与研发中心应根据中东欧地区的多发病研发中药产品，更加专注解决当地由慢性疾病引起的健康问题，发挥中医药能治病、能防病、能保健的特色，并根据产品所需中药的种类进行大规模种植与开发。

（九）加强药物研究

通过对比当地已有的药用植物与中国中药材的相通性，开展植物种属的鉴定工作，可有效规避引种风险。如优先在当地已有的植物药范围中筛选和中国中药药谱具有相通性的药材，扩大其种植规模，反哺中国中草药市场；对于并非原产于中国而具有中药药用记载及药用价值的植物，可直接引入当地的道地药材，从产地源头保证品质。

参考文献

[1] CHINA DAILY. Economic cooperation deepens Central, Eastern Europe '16 + 1' ties [EB/OL]. (2017 - 09 - 30) [2022 - 09 - 07]. http://www.chinadaily.com.cn/kindle/2017 - 09/30/content_32684100.html.

[2] CHINA DAILY. Chinese Vice Premier attends groundbreaking ceremony for traditional Chinese medicine centerin Budapest [EB/OL]. (2017 - 06 - 19) [2022 - 09 - 07]. http://www.chinadaily.com.cn/life/2017 - 06/19/content_29799829.htm.

[3] 波黑联邦卫生部. 波黑药典及药物清单[EB/OL]. (2013 - 10 - 12)[2020 - 03 - 10]. http://www.fmoh.gov.ba/index.php/preporucujemo/liste-lijekova.

[4] 鲍超群,宋欣阳,金阿宁,等. 道地药材与中药全球引种悖论[J]. 中华中医药杂志, 2020,35(9):4299 - 4303.

[5] JUSTYNA SZCZUDLIK-TATAR. China's charm offensive in centraland Eastern Europe: the implementation of its"12 measures"strategy [R]. the Polish Institute of International Affairs, Bulletin No.106, October 4, 2013.

[6] CAM Regulation Poland[EB/OL]. (2019 - 03 - 18) [2022 - 03 - 10]. http://cam-regulation.org/en/poland.